研修医・歯科衛生士にこそ読んでもらいたい！

学校では習わなかった義歯と義歯ケアの話

オーラルフレイルの時代：患者さんに説明できますか？　義歯と全身・食事・栄養のこと

監著者：水口俊介／古屋純一

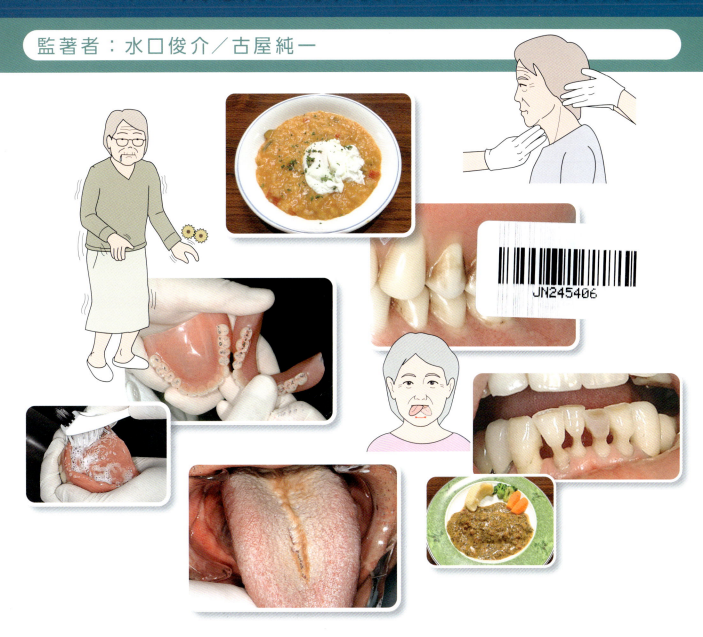

クインテッセンス出版株式会社　2018

QUINTESSENCE PUBLISHING

Berlin, Barcelona, Chicago, Istanbul, London, Milan, Moscow, New Delhi, Paris, Prague, São Paulo, Seoul, Singapore, Tokyo, Warsaw

クインテッセンス出版の書籍・雑誌は,歯学書専用通販サイト『**歯学書.COM**』にてご購入いただけます.

PCからのアクセスは…
歯学書　検索

携帯電話からのアクセスは…
QRコードからモバイルサイトへ

はじめに

　高齢化の進展が著しいわが国では2025年には75歳以上の高齢者は2,179万人と推計されています．平均寿命は男性が81歳，女性が87歳と世界でも有数の長寿国となっていますが，平均寿命と健康寿命の差は男性で約9歳，女性で12歳となっています．また，介護認定を受けている高齢者の総数は平成27年には608万人と，平成12年の218万人と比べて3倍になっているのです．これからの日本の社会の存続のためには健康寿命の延伸が最重要課題であることは言うまでもありません．

　平成26年には「オーラルフレイル」の概念が紹介されました．口腔の機能低下を経由して，全身の機能低下が進行する過程の概念がはじめて示されたのです．まさに私たちが高齢者歯科医療の現場で実感していることでした．それを受けて日本老年歯科医学会は「オーラルフレイル」がさらに進行し口腔機能障害の前段階となり，歯科医療が介入すべき病名としての「口腔機能低下症」について学会見解論文を発表しました．そして，ついに平成30年4月に「口腔機能低下症」が新たな歯科の病名として認められたのです．このように高齢者の口腔の健全さを維持し，社会性を回復し，適切な栄養摂取を保つことが，要介護状態に陥ることを遅らせ，あるいは回復させ，健康寿命の延伸に貢献するということが広く認識されてきたのです．

　さて政府は2025年問題を念頭に，地域包括ケアシステムの完成を急いでいます．本システムの成功には要介護者を中心とした地域における医療者，施設病院，家族の連携が重要です．そして歯科医療では，在宅において歯科医療や口腔のケアを担う若い歯科医師や歯科衛生士の方々の活躍が期待されるのです．

　平成28年の歯科疾患実態調査では8020達成者が51.2％達しました．歯の少ない人が割合としては少なくなってはいますが，実数としては依然として義歯の必要な高齢者が多いのです．また義歯は口腔機能の中心である咀嚼・嚥下を助けるものです．義歯機能を修正することによって口腔機能が向上し，食事指導によって栄養摂取が良好となり元気を取り戻したお年寄りをわれわれは多く見てきました．

　しかしながら，そのような現場で歯科医療を実践するのはなかなか困難なことです．イージーなイメージで捉えられている口腔ケアではもちろん不十分ですし，行き当たりばったりの義歯治療ではかえって口腔機能の低下をもたらします．義歯に関して，基本的かもしれませんが重要な知識を持つことは，われわれ歯科医療職種の使命なのです．でも本当に必要な知識はそんなに多くありません．患者やその家族（あるいはほかの医療従事者）から尋ねられるであろう義歯装着後の口腔ケアにおいてなすべきこと，リスク管理上の想定される疑問・質問を取り挙げ，若い歯科医師や歯科衛生士に対して今後の高齢者への義歯治療に際しての答えの要点をＱ＆Ａ形式でまとめ，近い将来，歯科医療と介護の一体化された時代における義歯治療の指針を提示していきたいと思い本書を執筆しました．患者さんや家族，そしてその向こうの国民や社会に歯科医療の重要性を伝えるのは若いあなたたちなのです．

2018年8月

水口俊介

古屋純一

CONTENTS

目次

はじめに ・・・ 3

監著者略歴・著者一覧 ・・・ 6

Part 1　義歯は高齢者の喜びとともに ・・・・・・・・・・・・・・・・・・・・・・・ 7

QUESTION. 1　これからも義歯は必要とされるのですか？ ・・・・・・・・・・・・・・・・ 8

QUESTION. 2　プラークと誤嚥性肺炎の関係はあるのですか？ ・・・・・・・・・・・・ 12

QUESTION. 3　そもそも義歯とは何ですか？ ・・・・・・・・・・・・・・・・・・・・・・・・・・・ 16

QUESTION. 4　義歯はどのように製作されるのですか？ ・・・・・・・・・・・・・・・・・ 20

QUESTION. 5　オーラルフレイルとは何ですか？ ・・・・・・・・・・・・・・・・・・・・・・・ 32

QUESTION. 6　義歯を入れると栄養摂取はできるのですか？ ・・・・・・・・・・・・・ 38

QUESTION. 7　超高齢者の義歯製作が難しいのはなぜですか？ ・・・・・・・・・・・ 46

QUESTION. 8　在宅義歯治療の印象・咬合採得はどうするのですか？ ・・・・・・・・・・ 54

QUESTION. 9　どうして患者は義歯を嫌がるのですか？ ・・・・・・・・・・・・・・・・・・ 58

Part 2　研修医も歯科衛生士も知っておきたい義歯の知識 ･･･････ 63

QUESTION. 10　骨粗鬆症，口腔疾患，全身疾患があっても義歯治療はできるのですか？･･ 64

QUESTION. 11　義歯や人工歯にもプラークが付くのですか？ ･････････････････ 68

QUESTION. 12　入れ歯安定剤とは何ですか？ ･･････････････････････････････ 72

QUESTION. 13　入れ歯安定剤を誤って飲み込んでしまいました．大丈夫でしょうか？ ･･･ 74

QUESTION. 14　残っている歯がぐらぐらです．　どんな治療をするのですか？ ････････ 76

QUESTION. 15　義歯のケア用品にはどんなものがあるのですか？ ･･･････････････ 78

QUESTION. 16　どんな義歯がダメなのですか？ ･･････････････････････････････ 80

QUESTION. 17　義歯を入れると湿疹や痒みが出たり，食べ物の味が変わったり， ･･･････ 86
　　　　　　　　　唾液が少なくなったりしますか？

QUESTION. 18　口の機能を低下させない筋トレ・リハビリ法はありますか？ ･･･････････ 88

QUESTION. 19　壊れた義歯を１日で修理することはできるのですか？ ･･･････････････ 92

QUESTION. 20　要介護高齢者への義歯ケア時の注意点は何ですか？ ･･･････････････ 98

QUESTION. 21　治療用義歯とは何ですか？ ･･････････････････････････････････ 102

索引 ･･ 107

COLUMN. 1　意外に美味しい，形態調整食 ･･･････････････････････････････ 45

COLUMN. 2　摂食嚥下障害とは？ ･･･････････････････････････････････････ 53

装丁：サン美術印刷株式会社
表紙イラスト／飛田　敏
イラスト／飛田　敏・山川宗夫

監著者略歴

水口俊介（みなくち しゅんすけ）

1983年	東京医科歯科大学歯学部歯学科卒業
1987年	東京医科歯科大学大学院歯学研究科修了（歯科補綴学第3）
1989年	東京医科歯科大学歯学部高齢者歯科学講座助手
2005年	東京医科歯科大学大学院医歯学総合研究科高齢者歯科学分野助教授
2008年	東京医科歯科大学大学院医歯学総合研究科医歯学系専攻口腔機能再構築学講座全部床義歯補綴学分野教授
2013年	東京医科歯科大学大学院医歯学総合研究科医歯学系専攻老化制御学講座高齢者歯科学分野教授

現在に至る

●所属学会など

日本咀嚼学会(理事長)，日本義歯ケア学会(理事長)，日本老年歯科医学会(常任理事・学術委員長)，日本補綴歯科学会(理事)，口腔病学会(理事)，日本生体医工学会，日本障害者歯科学会

古屋純一（ふるや じゅんいち）

1996年	東京医科歯科大学歯学部歯学科卒業
2000年	東京医科歯科大学大学院歯学研究科博士課程修了（高齢者歯科学）
2005年	岩手医科大学歯学部歯科補綴学第一講座助手
2008年	岩手医科大学歯学部歯科補綴学第一講座講師
2010年	岩手医科大学歯学部歯科補綴学講座有床義歯補綴学分野准教授
2013年	Harvard School of Dental Medicine Visiting Associate Professor
2014年	岩手医科大学歯学部補綴・インプラント学講座准教授
2015年	東京医科歯科大学大学院医歯学総合研究科医歯理工学専攻地域・福祉口腔機能管理学分野教授

現在に至る

●所属学会など

口腔病学会(理事)，日本摂食嚥下リハビリテーション学会(評議員)，日本老年歯科医学会(評議員)，日本咀嚼学会(評議員)，日本補綴歯科学会(評議員)，日本口腔ケア学会，日本静脈経腸栄養学会

著者一覧（五十音順）

秋葉徳寿（東京医科歯科大学大学院医歯学総合研究科高齢者歯科学分野助教/歯科医師）

足達淑子（東京医科歯科大学歯学部附属病院歯科衛生保健部部長/歯科衛生士）

井上 実（東京医科歯科大学大学院医歯学総合研究科高齢者歯科学分野非常勤講師/歯科医師）

猪越正直（東京医科歯科大学大学院医歯学総合研究科高齢者歯科学分野助教/歯科医師）

尾花三千代（東京医科歯科大学大学院医歯学総合研究科地域・福祉口腔機能管理学分野大学院生/歯科衛生士）

駒ヶ嶺友梨子（東京医科歯科大学大学院医歯学総合研究科高齢者歯科学分野助教/歯科医師）

佐藤佑介（東京医科歯科大学大学院医歯学総合研究科高齢者歯科学分野助教/歯科医師）

竹内周平（医療法人社団竹印竹内歯科医療院院長/歯科医師）

豊島瑞枝（東京医科歯科大学歯学部附属病院栄養管理室/管理栄養士）

馬場優也（東京医科歯科大学歯学部附属病院義歯外来医員/歯科医師）

松原ちあき（東京医科歯科大学大学院医歯学総合研究科地域・福祉口腔機能管理学分野大学院生/歯科衛生士）

義歯は高齢者の喜びとともに　Part 1

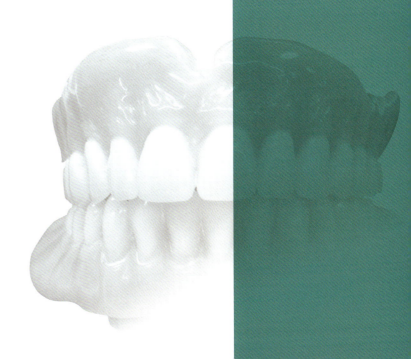

QUESTION.1

これからも義歯は必要とされるのですか？

1. 義歯の需要予測

「8020運動」をご存知ですか？ これは平成元年より日本歯科医師会や厚生労働省（旧厚生省）によって推進されている「80歳になっても20本以上の歯を残そう」という運動です．平成28年の歯科疾患実態調査からは8020達成者は51.2％と前回（平成23年）調査時の40.2％，前々回（平成17年）調査時の24.1％から大きく増加し，各年代の20本以上の歯を有する者の割合も調査の年次ごとに増加していることが推計されます（**図1-1**）．

平成23年の同調査から無歯顎者（永久歯が1本もない者）数の推移をみると，75～79歳440名のうち40名，80～84歳225名のうち48名，85歳以上106名のうち36名が無歯顎者で，75歳以上の無歯顎率は18.5％でした．

さらに平成23年調査によると85歳以上で片顎も含め全部床義歯を装着しているのは46.3％，部分床義歯を装着している人は46.3％であり，依然として多くの高齢者が義歯を必要としている状態であることがわかります（**図1-2**）．

一方，海外の無歯顎者率の調査には，スウェーデンにおいて1901～1930年の間，70歳の無歯顎率は51％から7％に減少したという報告があります[1]．

また，Müllerら[2]はヨーロッパ全体における無歯顎者率の調査を行っており，地域差はあるが，どの地域でも無歯顎者率が減少傾向にあることを報告しています．オーストラリアにおいても1979～2000年の間に無歯顎者率が20.5％から8.5％に減少しています[3]．カナダ，アメリカにおいても1970年から2007年の間に無歯顎者率

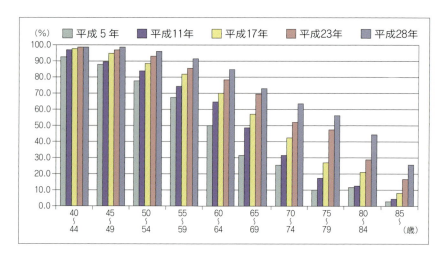

図1-1 平成28年の歯科疾患実態調査の結果（歯の状況）である．80歳以上で，歯が20本ある人の割合は，この表をもとに推計されている（厚生労働省資料より転載）．

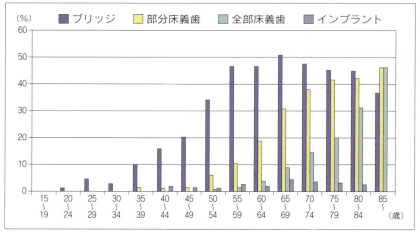

図1-2 平成23年の同調査からは，義歯使用者の割合は減少してはいるが，義歯を装着している人は85歳以上では50％に近い．依然として義歯の需要は大きいと考えられる（厚生労働省資料より転載）．

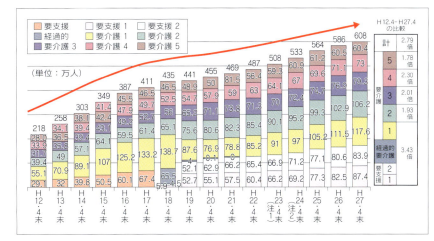

図1-3 平成12年に218万人だった要介護認定者は、平成27年には608万人となった。このうち軽度認定者の数が増加している。この軽度認定者の増加を抑制するために、介護予防事業が始まった。注1：陸前高田市、大槌町、女川町、桑折町、広野町、楢葉町、富岡町、川内村、大熊町、双葉町、浪江町は含まれていない。注2：楢葉町、富岡町、大熊町は含まれていない。（厚生労働省介護保険事業状況報告より転載）。

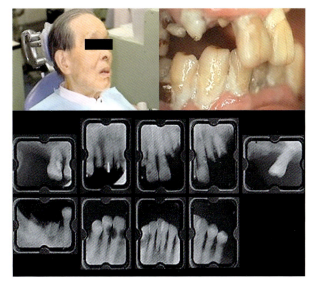

図1-4 要介護高齢者の口腔内の状態。多量のプラークが付着したままになっている。臼歯部の咬合支持がなくなり、根面う蝕と歯周病がみられる。

が減少したことが報告されています[4]。

このように世界の各国で歯の欠損は減少する傾向にあるのですが、歯科医療の公的保険による支援の差によって違いがみられています。たとえばOsterbergらは、スウェーデンにおける1975〜1997年の歯科状況の変化をもとに2005年、2015年の歯科状況の予測を行い、今後も無歯顎者率の減少が続くと予測しています[5]。またMojonらは、フィンランド、スウェーデン、イギリスの無歯顎者率を利用し調査を行っており、将来的にヨーロッパの高齢者数は増加するが、全部床義歯の需要は減少していくと予測しています[6]。

一方で、人口構成や社会保障制度が欧州とは違うアメリカにおいては、無歯顎者率は減少するが、高齢者人口が増加するため、この先20年間において全部床義歯の需要が増加すると予測されていて、引き続き全部床義歯は必要とされ、そのための教育も行うべきであ

ると結論づけられています[7]。

日本では、歯科医療のほとんどが公的保険でカバーされているため、高齢者においても歯を抜かず口腔機能に参加させる治療方針を採ることが多いと思われます。今後の高齢化と要介護率の増加を考えると、高齢者、とくに在宅歯科診療の患者において義歯と残存歯に関するケアや治療をする機会が増加すると予測されます（**図1-3**）。

II. 高齢者の口腔

口腔の各器官も身体のほかの部分と同様に加齢とともに変化します。口腔粘膜や舌の粘膜は薄くなり、味蕾や痛・圧覚受容器の萎縮喪失、分布頻度の低下による感覚の低下、筋繊維の減少にともなう咀嚼筋や舌の運動能低下が起こります。

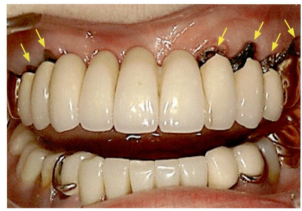

図1-5 根面う蝕によって上顎のフルブリッジは撤去せざるを得なかった．時間とお金をかけた補綴装置が，根面う蝕によって崩壊してしまう(矢印)．

しかし，最も大きな影響となるのは，う蝕や歯周病などによる歯の喪失です．十分に咀嚼を行うためには，歯はなくてはなりません．しかも単に歯が口のなかに存在するということだけでは十分ではなく，適切な歯列，上下の歯の咬合が必要なのです．しかし高齢者では，それらが十分に整っていないことが多いのです(図1-4)．

1 高齢者の歯周病

高齢者の歯を喪失する原因の1つは歯周病です．さまざまな要因により高齢者の歯周病の罹患率は高く，進行は急速です．高齢者では，適切な口腔衛生指導を受けたことがない人も多く，歯科疾患に対する知識も十分でない人もいます．さらに若いときに受けた歯科治療は，当時の歯科学のレベルを反映して，完全なものとは言い難く，バケツ冠などの不良補綴物が多いのです．このため現在若年者に行われているような綿密なプラークコントロールの実施は困難なのが現状です．

また脳血管障害などの後遺症で，手が不自由であったり，移動などのADL(Activities of Daily Living：日常生活動作)が低下している場合もあって，口腔清掃や歯科受診が困難なこともあります．これらは高齢者の歯周疾患を増悪させる大きな要因です．しかし，加齢そのものが歯周疾患の罹患や進行を加速させるわけではありません．高齢者であっても適切な歯周治療とメインテナンスを施せば，歯周組織の健康を保ち良好な咀嚼機能を保持し続けることができるのです．

2 多発する根面う蝕

歯周病と並び高齢者が歯を失う主な原因はう蝕(むし歯)です．高齢者に特徴的なう蝕は歯肉退縮によって生じた露出根面に発生する根面う蝕です．根面う蝕は口腔清掃が困難で，唾液分泌量の低下した高齢者に多く認められ，その本数の多さ，進行の速さから，多数の歯冠破折の原因となり，一気に咀嚼障害に陥らせてしまいます(図1-5)．

さらに根面う蝕は歯肉辺縁に近い部位に発生するため，唾液や滲出液によって治療が困難となります．う蝕の範囲も健康な象牙質との境界が明確ではなく，精確なう蝕除去は困難なのです．

高齢者のう蝕予防のためにはプラークコントロールが最も重要ですが，これは前述の歯周病の場合と同様に困難であり，とくにADLの低下した要介護高齢者では本人のみならず家族などの介護者にとっても大変な作業です．

3 Tooth Wear

う蝕や破折以外の歯の実質欠損をもたらすものとして「酸蝕」「摩耗」「咬耗」があり，これらを総称して「Tooth Wear」と呼びます．医学の進歩により寿命が延びてきたため，今日では著しくTooth Wearが進行したケースを見ることがしばしばあります．原因としては柑橘類など食物からの酸，炭酸飲料，黒酢健康法などの酢の直接飲用，歯ぎしり，歯ブラシの誤用などがありますが，高齢者では，胃食道逆流現象や唾液の減少にともなう口腔内pHの上昇が誘因となります．

Tooth Wearだけで歯が失われることはありませんが，結果として歯の移動や咬合性外傷を招き，歯列の機能を失うことになってしまうのです(図1-6, 7)．

4 歯の欠損を放置すると歯列崩壊の悪循環に陥る

歯がなくなった部分を放置しておくと，隣在歯や対合歯が傾斜・挺出し，歯列不正を生じます．これはプラークコントロールを困難にして，う蝕や歯周病の原因となります．また歯の傾斜や挺出のために咬合の不調和が生じ，歯列内での力学的なバランスが崩れてしまい，

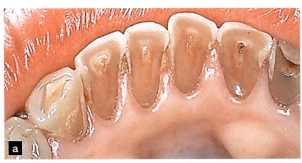
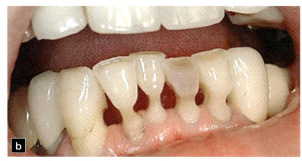

図1-6a, b　図aは歯ブラシ，図bは歯間ブラシの誤った使用法からの摩耗によって歯髄が感染してしまった歯（図b：水口俊介．2．高齢者に特有な口腔疾患．In全国歯科衛生士教育協議会監修．最新歯科衛生士教本高齢者歯科第2版．東京：医歯薬出版．2013；69．より許可を得て転載）[8]．

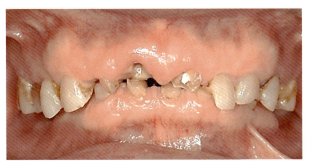

図1-7　Tooth Wearによる，ゆっくりとした咬合高径の低下だが，歯槽骨のリモデリングにより補償され，上下顎間の距離はさほど減少していない．

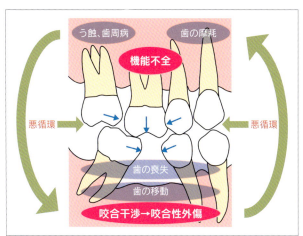

図1-8　う蝕や歯周病によって歯を喪失すると歯の移動や咬合干渉が起こり，さらに残存歯が歯周病やう蝕に罹患して歯が抜けてしまう悪循環が発生する．その結果，咀嚼障害が発生する．

特定の歯に過大な力がかかるようになってしまいます．

　すでに歯周病に罹患している歯に過大な力が加わると歯周組織の破壊は著しく進行して，急速に抜歯となってしまいます．このような連鎖の鎖を断ち切らないと1本の歯の喪失が歯列全体にわたる機能不全を引き起こして，咀嚼システムを崩壊させてしまうことになりかねないのです（**図1-8**）．

参考文献

1. Osterberg T, Carlsson GE. Dental state, prosthodontic treatment and chewing ability - a study of five cohorts of 70-year-old subjects. 2007；J Oral Rehabil. 34（8）：553-559.
2. Müller F, Naharro M, Carlsson GE. What are the prevalence and incidence of tooth loss in the adult and elderly population in Europe?．2007；Clin Oral Implants Res. 18 Suppl 3：2-14.
3. Sanders AE1, Slade GD, Carter KD, Stewart JF. Trends in prevalence of complete tooth loss among Australians, 1979-2002. 2004；Aust N Z J Public Health. 28（6）：549-554.
4. Elani HW, Harper S, Allison PJ, Bedos C, Kaufman JS. Socio-economic inequalities and oral health in Canada and the United States. 2012；J Dent Res. 91（9）：865-870.
5. Osterberg T, Carlsson GE, Sundh V. Trends and prognoses of dental status in the Swedish population：analysis based on interviews in 1975 to 1997 by Statistics Sweden. 2000；Acta Odontol Scand. 58（4）：177-182.
6. Mojon P, Thomason JM, Walls AW. The impact of falling rates of edentulism. 2004 Jul-Aug；Int J Prosthodont. 17（4）：434-40.
7. Douglass CW, Shih A, Ostry L. Will there be a need for complete dentures in the United States in 2020?．2002；J Prosthet Dent. 87（1）：5-8.
8. 水口俊介．2．高齢者に特有な口腔疾患．In全国歯科衛生士教育協議会監修．最新歯科衛生士教本高齢者歯科第2版．東京：医歯薬出版．2013；69.

QUESTION.2
プラークと誤嚥性肺炎の関係はあるのですか？

1. 口腔ケアと誤嚥性肺炎

「誤嚥性肺炎」で亡くなる高齢者は多いのですが、この肺炎は1990年頃までは「老人性肺炎」と呼ばれていました。当時、この肺炎を繰り返す患者については、嚥下反射が低下している[1]、降圧剤ACE(アンギオテンシン)阻害薬(咳反射を亢進させる副作用がある)を2年間投与することで肺炎の罹患率が1/3に減少した、といった報告がありました[2]。また口腔内に塗布したアイソトープを翌朝に肺シンチによって検出すると、老人性肺炎の罹患患者の70％に睡眠中の不顕性誤嚥が認められ、健康な老人では10％であったという報告もありました。

これらのことから、東北大学の老年医学の佐々木英忠先生たちにより老人性肺炎のメカニズムが提唱されました。すなわち、脳血管障害などにより嚥下反射や咳反射が抑制され、不顕性誤嚥が起こってしまうというメカニズムが明らかにされました(図2-1)[3]。

これらの報告により、口腔内を清潔にして微生物の数を減少させておくと肺炎になりにくいのではないか と考えられました。米山武義先生のグループは、老人ホームの入居者366名に対して、毎食の歯磨きと1％のポピドンヨードによる洗口、そして週1回の専門的、機械的な口腔清掃(PMTC)を行った群と、それまでの本人や介護者による通常どおりの口腔清掃にとどめた群を比較したランダム化比較試験を行いました。その結果、2年後には、発熱の発生者数の割合が、口腔ケア群が27％、対照群だと54％、肺炎の発症者数の割合は口腔ケア群が21％、対照群だと34％、肺炎による死亡者数の割合も口腔ケア群が14％だったのに対し対照群は30％と倍ほど違うということがわかりました(表2-1)[4]。

この研究が「ランセット」という非常に有名な医学雑誌に掲載されました。これ以降、専門的な口腔清掃が誤嚥性肺炎を防ぐ可能性があるということで、口腔清掃の重要性が日本だけではなく世界中で認識されたのです。

さらに多くの後続研究によって口腔清掃、口腔介入を行うと、入院中患者の抗生剤の使用量を減少させる、栄養状態を改善させる、入院期間を短縮させるといっ

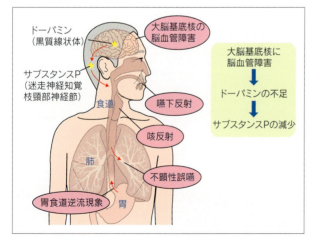

図2-1 老人性肺炎のメカニズム。大脳基底核に脳血管障害によりドーパミン、サブスタンスPの不足を招き、嚥下がスムーズにできなくなる(参考文献3より引用改変)[3].

表2-1 口腔ケア群と対照群の発熱発生者、肺炎発生者数と肺炎による死亡者数

	口腔ケア群	対照群
発熱発生者数(%)	27(15)	54(29)**
肺炎発症者数(%)	21(11)	34(19)*
肺炎による死亡者数(%)	14(7)	30(16)**

(*：$p<0.05$, **：$p<0.01$)
2年間ののべ7日以上の発熱発生患者ならびに肺炎による入院、死亡者数は、口腔ケア群で有意に少なくなっていた(米山武義, 吉田光由, 佐々木英忠, 橋本賢二, 三宅洋一郎, 向井美惠, 渡辺 誠, 赤川安正：要介護高齢者に対する口腔衛生の誤嚥性肺炎予防効果に関する研究. 2001；日歯医学会誌：20：58-68より許可を得て転載)[4].

表2-2 有歯顎者，無歯顎者における口腔ケア群と対照群の比較

	有歯顎者		無歯顎者	
	口腔ケア群	対照群	口腔ケア群	対照群
発熱発生者数(%)	13(11)	26(26)**	14(18)	28(34)*
肺炎発症者数(%)	10(9)	21(21)**	7(9)	17(20)
肺炎による死亡者数数(%)	7(6)	20(20)**	6(7)	11(13)

(*：$p<0.05$，**：$p<0.01$)
有歯顎者においても，無歯顎者においても，口腔ケア群のほうが，発熱発生者，肺炎発症者ならびに死亡者が少なく，とりわけ有歯顎群においては有意であった(米山武義，吉田光由，佐々木英忠，橋本賢二，三宅洋一郎，向井美惠，渡辺 誠，赤川安正：要介護高齢者に対する口腔衛生の誤嚥性肺炎予防効果に関する研究．2001；日歯医学会誌：20：58-68より許可を得て転載)[4]．

たことがわかってきました．このように影響力のある研究が，超高齢社会のトップランナーであるわが国から出たということは記憶にとどめておいてください．

さて，有歯顎者と無歯顎者を比べると，無歯顎者のほうが口腔清掃の差が出にくいということもわかっています(表2-2)[4]．つまりまったく歯がないほうが口腔内の清掃がやりやすいのではないかということです．したがって，歯が多く残っている高齢者が増えてくることは，誤嚥性肺炎に対してより注意を払わなければいけないことになります．

また口腔ケア群のほうがMMS(Mini Mental State)の低下は有意に少なかったということが判明しました．MMSは認知症などの認知度の測定に使われる検査です．それが口腔ケア群のほうが低下の程度が少なかったということです(図2-2)[4]．このことは「機能的な口腔ケア」と言われています．単に細菌を除去するだけではなく，口腔ケアすることにより口腔機能も維持され，結果的に認知機能にも影響を与えているのではないかと考えられてきているのです．

II．義歯のケアと義歯ケアガイドライン

義歯治療の「始まり」は義歯を装着してからです．義歯はあくまで治療の道具であり，それをいかに患者に使用させ，管理させるかを指導するかが重要なのです．しかし義歯ケアに関しては，以前はあまり焦点が当てられていませんでした．

そこで，2011年にアメリカで補綴専門医から一般歯科医に向けての義歯ケアに関する(義歯の洗浄と義歯安

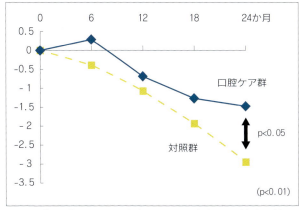

図2-2 期間中のMMSの変化．MMSの変化量＝(半年ごとのMMS)－(開始時のMMS)．2年後にはMMSは口腔ケア群のほうが口腔ケア群と比較して有意に低下していた．(米山武義，吉田光由，佐々木英忠，橋本賢二，三宅洋一郎，向井美惠，渡辺 誠，赤川安正：要介護高齢者に対する口腔衛生の誤嚥性肺炎予防効果に関する研究．2001；日歯医学会誌：20：58-68より許可を得て転載)[4]．

定剤に関する)ガイドラインが出されました．ここでは，その一部を以下に紹介します(カッコ内は筆者の補足)．

①口腔と義歯の細菌バイオフィルムを毎日注意深く除去することが，義歯性口内炎を最小にして良好な口腔および全身の健康を得るために最も重要である．

②バイオフィルムと有害な細菌・真菌のレベルを低下させるためには，以下のa〜cを行う．

a．義歯は毎日，研磨性のない義歯用洗剤を用いて，ブラッシングと浸漬(入れ歯洗浄剤に浸ける)を行うべきである．

b．義歯洗浄剤は口腔外での義歯の洗浄にのみ用いるべき(日本では当たり前ですけど，アメリカでは当たり前でなかったみたいで，口のなかに入れての死亡例があるらしい)．

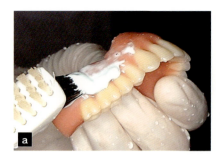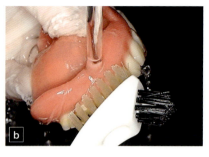

図2-3a, b　義歯は毎日研磨性のない効果的な義歯洗浄剤を用いて，ブラッシングと浸漬を行うべきである．

c. 義歯洗浄剤溶液での浸漬とブラッシングをした義歯は，口腔内に再度入れる前に必ず，すすぎ洗いをしなくてはならない．必ず製品説明書に従う．

③弱いエビデンスしか存在しないが，経時的に蓄積されたバイオフィルムを減少させるために，義歯は毎年専門家が超音波洗浄器を用いて洗浄するべきである（超音波洗浄ですが，原文には「毎年」と書いてありますが，年に1回ということではなくて，定期的なメインテナンスのたびに，歯科医院専用の義歯洗浄剤で超音波洗浄してほしい，ということです）．

④義歯を煮沸してはいけない（変形してしまうため・P79　図15-2参照）．

⑤次亜塩素酸ナトリウム漂白剤や次亜塩素酸ナトリウムを含む製品に10分以上浸漬してはならない．これらの溶液に10分以上浸漬すると義歯が傷む可能性がある．

⑥義歯は口腔内に入れていないときには，変形を避けるために水中保存するべきである．

⑦義歯粘着剤は正しく用いることで適合良好な義歯の維持安定を向上させ，義歯床下に食渣が入ることを防ぐ．

⑧QOLに関する研究では，患者は義歯粘着剤が主観的な義歯の維持安定の向上およびQOLの向上をもたらすと評価している．しかし，義歯粘着剤が咀嚼機能を向上させるのかについては十分なエビデンスはない（現在ではいくつかの報告がなされています）．

⑨義歯粘着剤を6か月以上使用したときに口腔粘膜に与える影響についてはエビデンスがない．義歯粘着剤の使用を延長するときには，専門家による定期的な義歯と支持粘膜の診査が必要である．

⑩亜鉛を成分に含む義歯粘着剤の不適切な使用は全身的な影響を及ぼすかもしれないため，予防策として亜鉛を成分に含む義歯粘着剤は避けるべきである．

⑪義歯の維持・安定を向上させるためには，義歯粘着剤は豆粒3～4粒分程度の量で十分で，それ以上使用するべきでない（多量に使わなければ安定しない場合は，歯科医院で調整などが必要ということです）．

⑫義歯粘着剤は毎日義歯と口腔内から完全に除去するべきである．

⑬もしも同程度の義歯の維持を得るために必要な義歯粘着剤の使用量が多くなってきたならば，患者は義歯の適合と安定の診査のために歯科を受診するべきである．

⑭現時点では研究結果が一致していないが，義歯性口内炎を起こさないためには義歯を1日24時間使用し続けることは推奨されない．

⑮義歯装着患者は，最適な義歯の適合と機能のメインテナンス，口腔病変および骨吸収の診査，口腔健康状態の評価のために，毎年専門家を受診するべきである．

III. どのくらいまできれいにすれば良いのか

口腔内の細菌は誤嚥性肺炎をはじめ細菌性心内膜炎，慢性閉塞性肺疾患，気道感染など，さまざまな病気をもたらします．細菌の量によって，口腔粘膜の炎症の発生度も異なります．できるだけ口腔内の細菌の量を減らすことが重要なのです．

細菌は粗い義歯の面に蓄積されやすいと報告されています．たとえば，常温重合レジンの表面は粗く多孔性であるため，加熱重合レジンとは細菌の量が大きく異なります．また通常の歯磨き粉を使うと，研磨剤により傷がつくことになります．食器洗いの洗剤でも良いのですが義歯専用の洗剤もあります．

ただ問題は，どのくらいまできれいにすれば良いのかが，まだはっきりとはわかっていないことです．

きれいな義歯とはどういうものか，という問いには答えが得られていないのです．しかし基本的な義歯ケアとしては，食事のたびに食渣を落とし，1日1回は（就寝中に使用する）義歯洗浄剤を使ったほうが良いでしょう．機械的な洗浄だけでなく「化学的洗浄（義歯洗浄剤への浸漬・図2-3）」を行うことが大事です（Part 2・QUESTION. 15「義歯ケア用品にはどんなものがあるのですか？」参照）．

IV. 義歯安定剤

American Dental Associationは，義歯安定剤について，義歯粘着剤の使用は認めていますが，密着型の安定剤（ホームリライナー）については使用を認めてはいません．長期間の使用が顎堤の吸収を助長させるというのがその理由ですが，ホームリライナーの問題点は硬くなってしまうと，なかなか義歯から剥がせなくなってきます．

患者は古いリライナーの上に新しいものを追加して使用することになってしまいます．すると，ますます義歯床内面と顎堤間の距離が大きくなる，すなわち顎堤の吸収が増加していくのです．

わが国では義歯安定剤の半分近くがホームリライナーであり，歯科医療を適切に受けられない在宅の患者は，義歯安定剤に頼ることが多いため，その使用の是非や正しい使用法についての啓蒙を行わなくてはなりません．

参考文献
1. Nakazawa H, Sekizawa K, Ujiie Y, Sasaki H, Takishima T. Risk of aspiration pneumonia in the elderly. 1993 ; Chest. May ; 103(5): 1636-1637.
2. Sekizawa K, Matsui T, Nakagawa T, Nakayama K, SasakiH. ACE inhibitors and pneumonia. 1998 ; Lancet. Sep 26 ; 352(9133) : 1069.
3. 山谷睦雄，矢内 勝，大類 孝，荒井啓行，佐々木英忠．老人性肺炎の病態と治療．1999；日老医誌 36：835-543.
4. 米山武義，吉田光由，佐々木英忠，橋本賢二，三宅洋一郎，向井美惠，渡辺 誠，赤川安正：要介護菖齢者に対する口腔衛生の誤嚥性肺炎予防効果に関する研究．2001；日歯医学会誌：20：58-68.

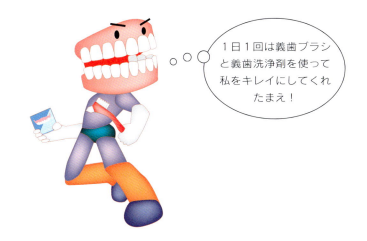

QUESTION.3

そもそも義歯とは何ですか？

1. 義歯の構成と名称

　一般的に，義歯(Denture)とは，歯と周囲組織の欠損を補綴する人工装置を意味し，とくに取り外しのできる可撤性の有床義歯を義歯と呼びます．義歯(有床義歯)には，大きく分けて，無歯顎に対する全部床義歯(Conplete Denture，Full Denture)と，部分歯列欠損(歯冠を有する残存歯がある)に対する部分床義歯(Partial Denture)があります．

　全部床義歯は，義歯床と人工歯から構成され(**図3-1**)，咬合面，研磨面，粘膜面の3つの面からなり，それぞれの役割を持っています(**図3-2**)．

　義歯床も人工歯もレジンが材料として用いられていますが，金属を用いることもあります(**図3-3**)．また，歯根やインプラントを用いたオーバーデンチャーでは，粘膜面にアタッチメントが用いられます(**図3-4**)．部分床義歯は，自分の歯(残存歯)が残っている患者に適応する義歯のことを言います．そのため，義歯床と人工歯に加えて，クラスプをはじめとした支台装置が用いられています(**図3-5**)．

　支台装置には，一般に金属が用いられ，クラスプ，隣接面板，レストなどで構成され，設計によってほぼ無限のパターンがあります(**図3-6**)．

　欠損部位によっては，バーやストラップなどの大連結子が用いられ，この部分には金属がよく用いられます．さらに歯列欠損が大きくなる(残存歯が少なくなる)と義歯の形態は全部床義歯に近づいていきます．

　近年では，ノンメタルクラスプデンチャー(Non-Metal Clasp Denture：義歯の維持装置を樹脂で製作した部分床義歯)も使われています(**図3-7**)．

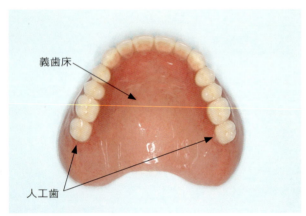

図3-1　全部床義歯の構造．

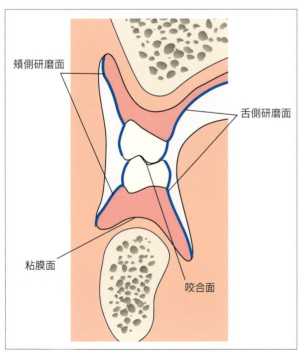

図3-2　全部床義歯の3面．

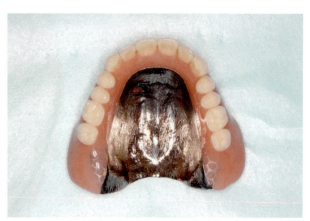

図3-3　義歯床に金属を用いた全部床義歯．

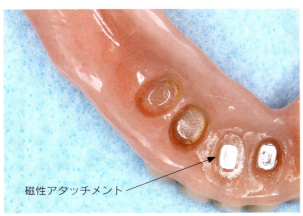

図3-4 アタッチメントを用いたオーバーデンチャー．

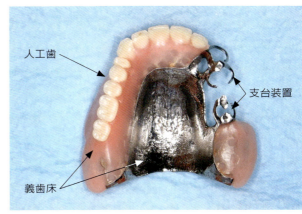

図3-5 部分床義歯の構造．

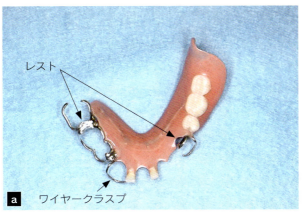
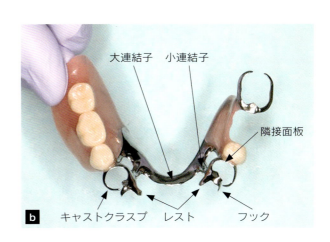

図3-6a, b 部分床義歯の支台装置．

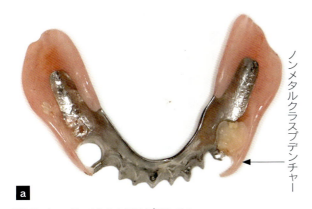
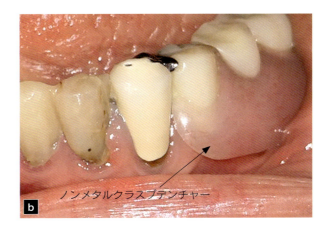

図3-7a, b ノンメタルクラスプデンチャー．

II. 義歯の意義とは

　歯の欠損を放置したままでいると，咀嚼，嚥下，会話，呼吸，審美といった口腔機能が障害されて，最終的には，身体・精神機能の低下や，QOL（生活の質）の低下を招きます（図3-8）．

　複数歯の欠損や，1本の歯の欠損でも部位によっては，すぐに咀嚼障害，審美障害，発音障害が生じてしまい

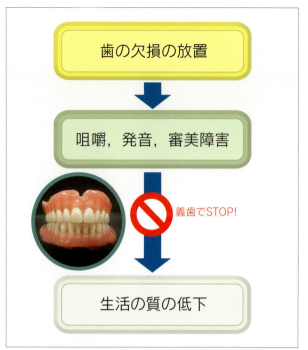

図3-8 義歯治療の意義.

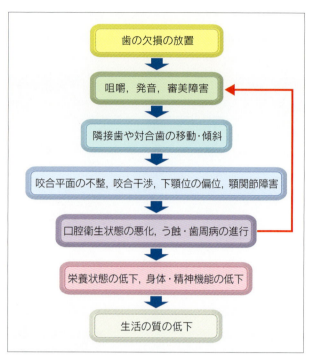

図3-9 歯の欠損を放置すると生活の質の低下に繋る.

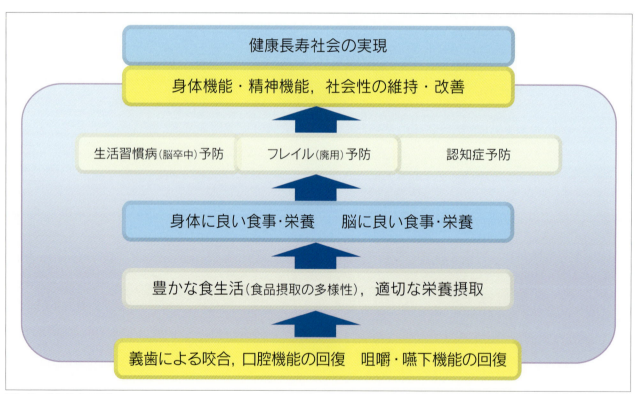

図3-10 義歯治療の目的.

ます．また，これらの障害以外にも，隣接歯や対合歯の移動や傾斜が生じて，咬合平面の不整や咬合干渉が惹起されます．さらに欠損部の隣接歯や対合歯の口腔衛生状態が悪化しやすいため，咬合の不整によってそれが増悪されれば，う蝕や歯周病が惹起されやすくなります．

その結果，さらなる咬合への悪影響が生じて，下顎位の偏位や顎関節障害へと通じ，最終的には口腔機能

が著しく障害されて，QOLの低下を招くことになります（図3-9）．

この負の循環を予防して，口腔機能を回復するのが義歯の役割です．とくに，経口摂取に関わる咀嚼と嚥下機能の回復は，全身との関連から義歯の重要な役割とされています．

したがって義歯治療の目的は，口腔機能を最大限に引き出すことで，食品摂取の多様性を確保し，栄養学に基づいた豊かな食生活と効率的な栄養の獲得を実現させ，美味しく食べられる楽しみを維持・向上させることになります．

そして，この目的を達成することで，高齢者の身体・精神機能や社会性を正しく保つこと，生活習慣病やフレイルの予防，健康寿命の延伸，さらには脳卒中・認知症・廃用など高齢期に多い疾患の予防に対して，口腔機能の回復といった面から支援することが義歯を用いた治療なのです（図3-10）．

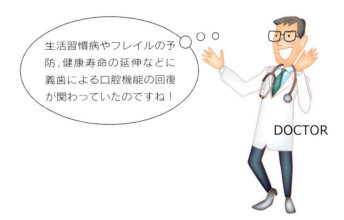

QUESTION.4

義歯はどのように製作されるのですか？

1. 義歯製作のプロセス

図4-1に義歯の製作ステップを示します．まず口腔内の診査です．図4-2aには無歯顎の口腔内が示されていますが，部分歯列欠損では欠損部の顎堤だけでなく残存歯の状況（歯周病やう蝕）や対合歯の状況を確認しなければなりません．とくにすれ違い咬合と言われる状態（咬合支持域がない状態）は，難易度の高い欠損です．

診査のつぎに既製トレーを製作（図4-2b〜d），予備印象を採得後（図4-3），研究用模型を製作します（図4-4）．この模型の上で仮の設計を行い，個人トレーを製作します（図4-5a, b）．患者の次回来院時に個人トレーに辺縁形成を施します（図4-5c, d, 図4-6）．

部分床義歯の場合は，レストシートおよびガイドプレーンの形成やリカンタリング（歯冠形態の修正）を行ったのちに精密印象を採得します．

印象は顎堤の辺縁形態を保存するため，ボクシングが施され石膏が注がれます（図4-7, 8）．でき上がった作業模型上で咬合床を製作します（図4-9）．残存歯同士の咬合がしっかりしていて咬合関係が保持される場合には必要ないのですが，口腔内の咬合関係を模型上に転写するためのものなので，口腔内で安定することを第一に心がけて製作する必要があります．

咬合採得では顎間関係だけでなく咬合平面やリップサポートも記録されます（図4-10, 11）．それらの情報が含まれた咬合床を用いて咬合器装着を行います．咬合器は患者の顎間関係を口腔外で再現するものです（図4-12, 図14-13, 14参照）．ここで，人工歯を排列してロウ義歯を製作します（図4-15）．

ロウ義歯試適では顎間関係だけでなく排列位置や，維持装置の適合もチェックします（図4-16）．問題がなければ，ロウ義歯をフラスコに埋没し，重合，研磨と

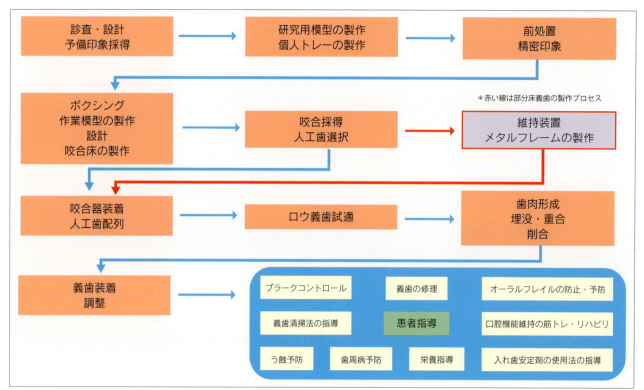

図4-1 一般的な義歯製作のプロセスである．部分床義歯の場合，維持装置やメタルフレームの製作およびそれらの試適が咬合採得の前後あるいは埋没・重合までの間に入る．

義歯は高齢者の喜びとともに

既製トレー製作

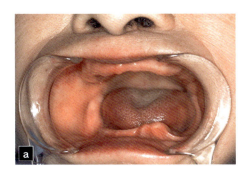
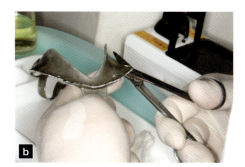
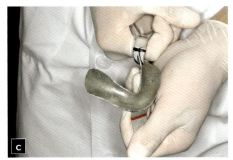
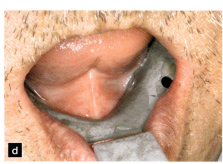

図4-2a〜d　無歯顎の顎堤である．まずこれを既製トレーにて予備印象採得を行う．トレーを切ったり曲げたりして顎堤に合わせていく．

予備印象採得

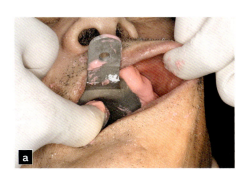
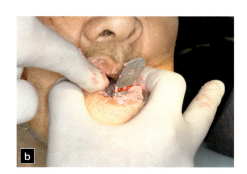
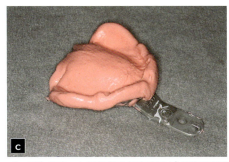
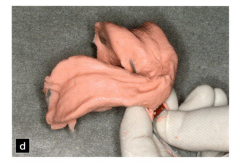

図4-3a〜d　アルジネート印象材を使用するが，辺縁に印象材が入っていくように口腔周囲筋がリラックスした状態で既製トレーを圧接する．

進み義歯は完成します（図4-17〜20）．

　以下，図4-2から図4-24（図4-21〜24は部分床義歯の みの製作プロセス）までに，大まかな義歯製作のプロセスを図示していきます．

研究用模型（マルモ）の製作

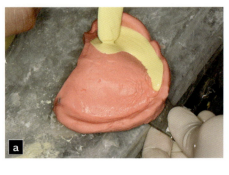
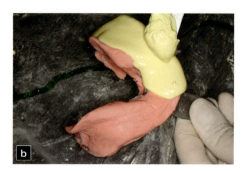
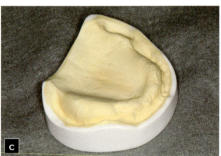
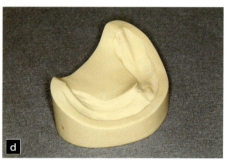

図4-4a〜d 辺縁まで再現できるように石膏を注ぐ．アルジネート印象材には一般的には面荒れのしない硬石膏を用いる．模型基底部は**図c**のように普通石膏を使っても問題ない．

個人トレーと精密印象

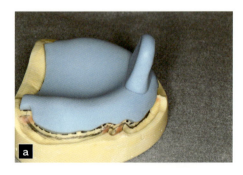
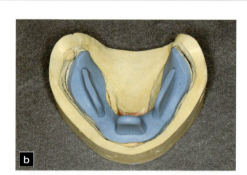
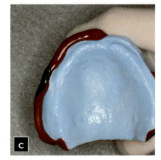
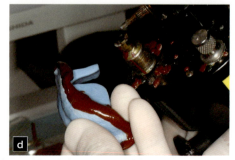

図4-5a〜d 研究用模型（マルモ）から個人トレーを製作する．**図c, d**はモデリングコンパウンドを用いて辺縁形成をしているところ．義歯は周囲軟組織の機能時の動きに合った形でなければならない．

精密印象

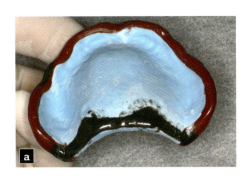
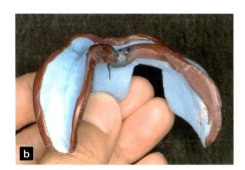
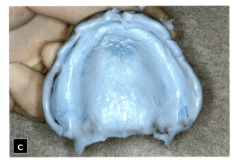
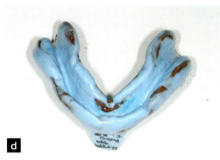

図4-6a〜d　図a, bは辺縁形成が終了したところ．図c, dはシリコーン印象材でウォッシュインプレッションしたのちの精密印象．

ボクシング

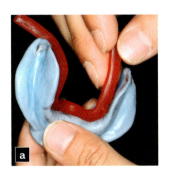
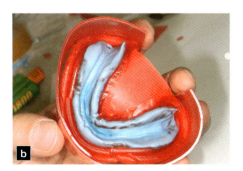
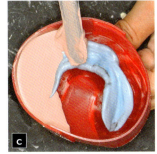
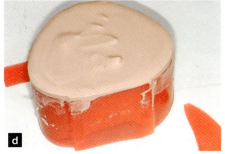

図4-7a〜d　印象辺縁の形態を模型に反映させるためにはボクシングをしなければならない．ボクシングののちに超硬石膏を注入する．

作業模型

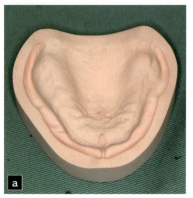
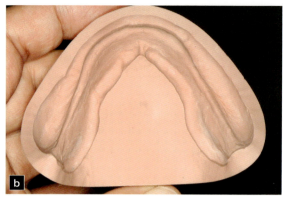

図4-8a, b 辺縁の形がきれいに再現されている．完成義歯の形を想像できる．

咬合床の製作

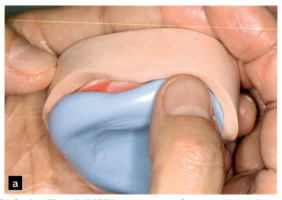
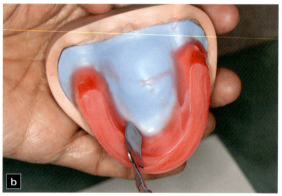

図4-9a, b 図aは作業模型にリリーフ，ブロックアウトを施し，基礎床となる常温重合レジンを圧接する．硬化後に辺縁をトリミングしロウ堤を圧接する．図bは基礎床の上にロウ堤を製作しているところ．

咬合採得

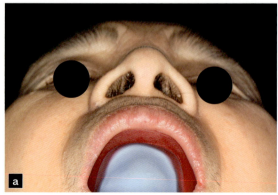
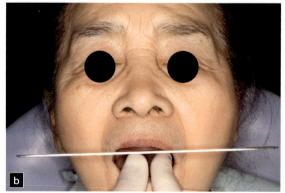

図4-10a, b 咬合採得ではまずリップサポートを調整し，つぎに仮想咬合平面を決定する．仮想咬合平面は瞳孔間線に平行でなければならない．

咬合採得

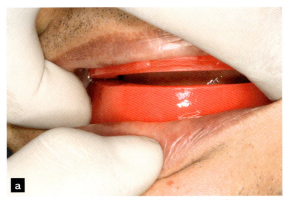
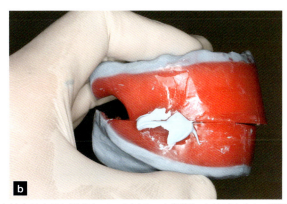

図4-11a, b　下顎のロウ堤は咬合高径を確認しながら上下のロウ堤がピッタリ合うように調節して，上下のロウ堤間にクサビを介して顎間関係を決定する．

咬合器装着

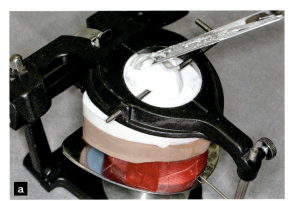
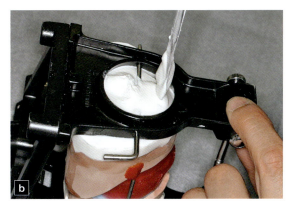

図4-12a, b　使用しているのは平均値咬合器．調節性咬合器の場合はフェイスボウトランスファーを行い，上顎模型を咬合器の上弓に装着する．

ゴシックアーチ描記装置

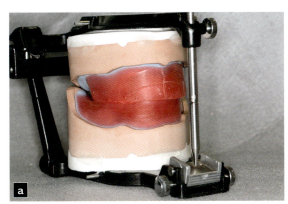
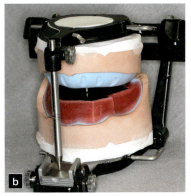

図4-13a, b　図aは咬合器装着を完了したところ．この咬合器上でゴシックアーチ描記装置を製作する．このように咬合高径と大まかな下顎位が決まったのちでなければ義歯は製作できない．この咬合高径を保持しつつ描記釘で描記板に下顎の限界運動の水平断であるゴシックアーチを描記する．

ゴシックアーチ描記

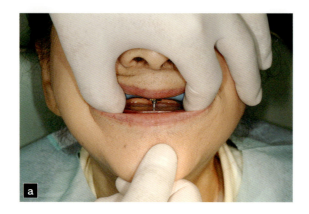
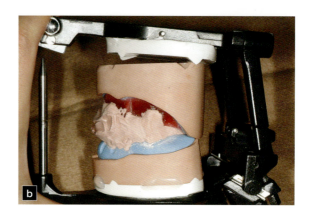
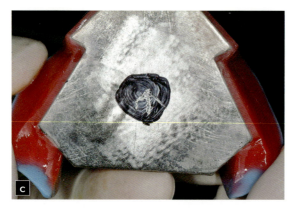

図4-14a〜c 下顎を誘導しつつ，前方運動と左右側方運動を行わせる．ゴシックアーチの頂点とタッピングポイントの位置関係を評価し下顎位を決定．ゴシックアーチでの顎間関係で咬合器に再装着するが，図cからは咬合床での咬合採得した顎位と違うことがわかる（スプリットキャストの面が合っていない）．

人工歯排列

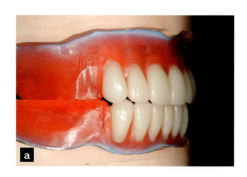
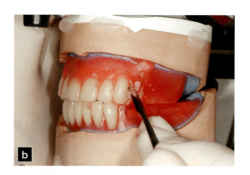
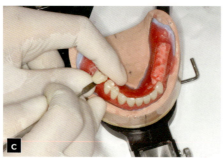
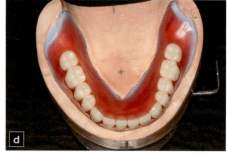

図4-15a〜d 上顎前歯部から人工歯排列を開始．つぎに下顎前部，そして下顎臼歯部，最後に上顎臼歯部を排列する．前歯排列の基準は咬合採得で決定したリップサポートである．下顎臼歯部は仮想咬合平面に従い，バウンドラインの内側にならないように排列する．

義歯は高齢者の喜びとともに

試適

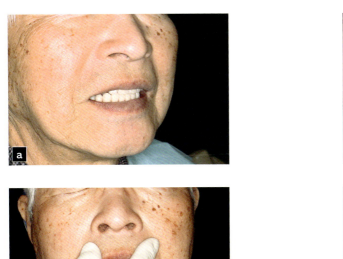
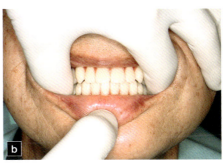
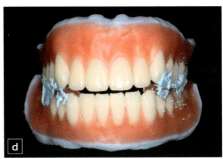

図4-16a〜d 歯並びだけでなく咬合高径やリップサポート，顎位のチェックを行う．**図b**のように少し顎位がずれている場合は，チェックバイトを採得し，咬合器再装着を実施する．

埋没

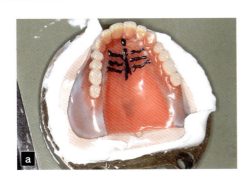
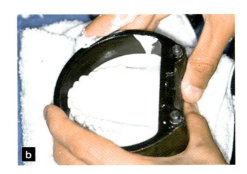
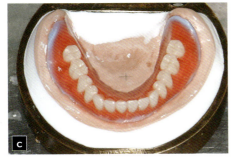
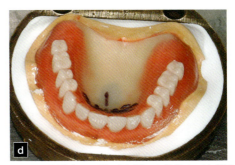

図4-17a〜d ロウ義歯試適後，排列などを修正したのち，作業模型ごと重合用フラスコに埋没する．**図a**は上顎ロウ義歯の一次埋没を示している．ロウ義歯全体が，フラスコ中に収まるように埋没位置に注意する．**図c，d**は上下の一次埋没が終了したところである．**図b**は二次埋没をしているところである．人工歯の歯間部に気泡が入らないように石膏を塗布したのちに，フラスコ上部を接合し，石膏を流し込んでいく．このときも前歯部とフラスコ壁の間に気泡が入らないように注意する．

重合

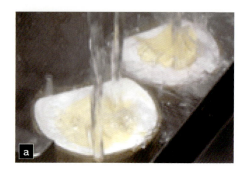
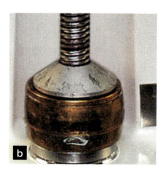
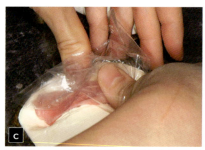
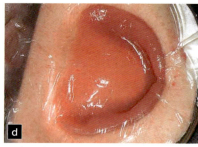
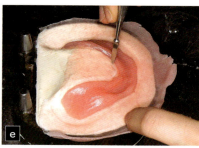

図4-18a〜e 埋没用石膏が硬化したら，フラスコごと60℃の湯に8〜10分間浸けたのち，フラスコを上下に分けて流ロウする．填入はモチ状になったレジンを加圧して流ロウ後の空間に詰め込むことである．バリが薄くなるに従い，細部にレジンが詰まっていく．

装着

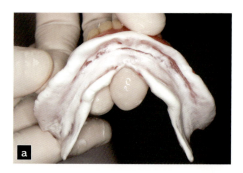
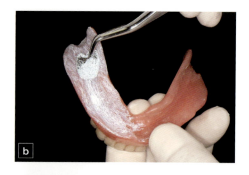
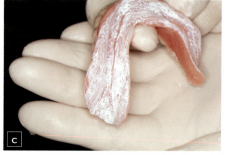
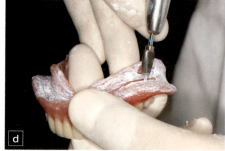

図4-19a〜d まず口腔内で適合や辺縁の長さのチェックをする．その後，適合検査ペーストにて内面の過圧部を削合していく．内面の調整が終了したら，咬合調整を開始する．

咬合調整

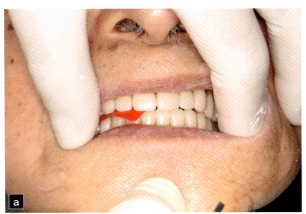
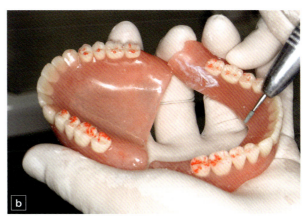

図4-20a, b　図aのように顎位を誘導しながら，義歯に指をあて義歯の振動を検知しつつ咬合紙を噛ませる．義歯の運動と咬合紙の印記を合わせて考慮し早期接触部を削合する．

部分床義歯の維持装置

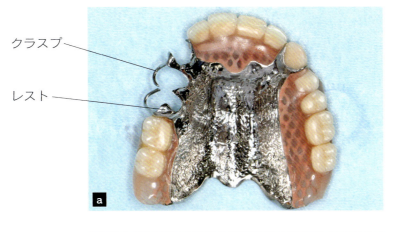
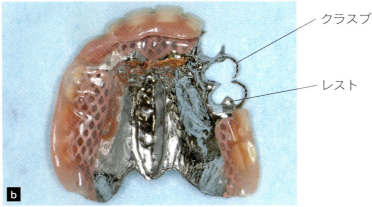

図4-21a, b　部分床義歯は図a, bのように人工歯と義歯床だけでなくクラスプやレストなどの維持装置が組み込まれる．その分だけ全部床義歯よりは複雑な製作プロセスになる．以下，図22〜24では全部床義歯と異なるプロセスのみ示す．

印象採得

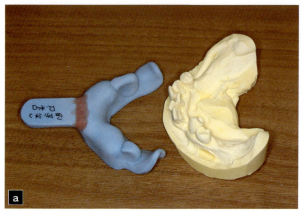 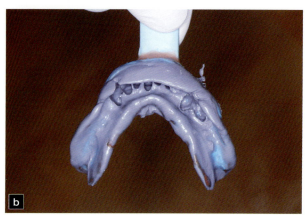

図4-22a, b 印象は研究用模型から製作した個人トレーで辺縁形成を行い印象を採得する.

咬合採得

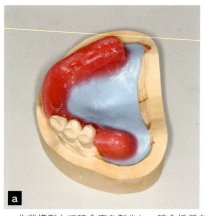 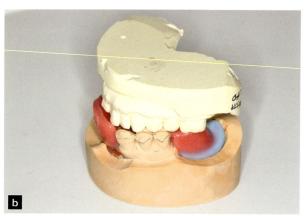

図4-23a, b 作業模型上で咬合床を製作し，咬合採得を行う．このとき上下の歯同士が咬合する部分とロウ堤の印記をチェックしながら上下の顎間関係を固定し，咬合器に装着する．

メタルフレームの製作

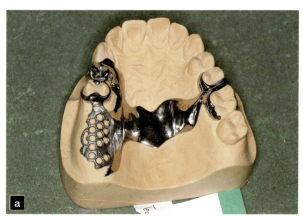 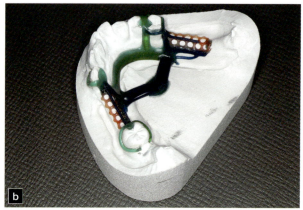

図4-24a, b 図aはコバルトクロム合金によるメタルフレーム．図bのように埋没材で製作した耐火模型上でワックスアップを行い，この模型ごと埋没し，鋳造する．このフレームも口腔内で試適し，再度咬合関係を採得する．咬合器に再装着後，人工歯排列を行う．

II. 義歯製作後のアフターケア

義歯を装着することが義歯治療のゴールではありません。患者が義歯を使い口腔機能が回復されることがゴールになります。比較的若い患者では義歯に対する適応能力は高く調整も短期間で終わりますが，高齢の患者では，唾液の減少，顎堤粘膜の菲薄化，認知機能の衰えなどにより，適応するには長い期間が必要な場合も多いのです。

また義歯を使えるようになっても，義歯や残存歯の清掃を十分に指導しなければなりません。義歯用ブラシの使い方や義歯洗浄の方法も指導する必要があります。また義歯安定剤についても正しく指導しなければなりません（Part 1・QUESTION. 2「プラークと誤嚥性肺炎の関係はあるのですか？ II. 義歯のケアと義歯ケアガイドライン」参照）．

参考文献
1. 鱒見進一，大久保力廣，皆木省吾，水口俊介（編著）．総義歯治療失敗回避のためのポイント45．東京：クインテッセンス出版．2014．

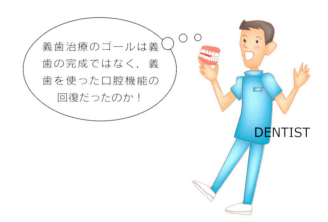

QUESTION.5
オーラルフレイルとは何ですか？

I. 口腔の状態と生存率

　1996年に発表された北九州高齢者福祉施設入居者約2,000名に対する追跡研究では，無歯顎で，義歯無装着であった高齢者は，残存歯20本以上の者と比べると，身体的健康状態は10.3倍，精神的健康状態では3.1倍悪化していて，健康悪化に対するリスクが非常に高かったと報告されています[1]．またイタリアの地域住民を対象とした研究データからは上顎10歯，下顎8歯以上残っている人，それ以下の残存歯でも義歯を装着している人，装着していない人との生存曲線の間には有意な差があったということが報告されています[2]．さらに40歳以上の宮古島住民の集団を追跡調査したデータからは，80歳以上では，男女とも機能歯数（義歯が入っている場合は歯があるとする）が，10本以上の住民に有意な生存期間の延長が認められました[3]．

　つまり歯がない，あるいは歯がなくても義歯を入れている人，義歯を入れてない人では健康上の差があることがはっきりとわかっているのです．

II. 高齢者の自立度変化パターン

　図5-1は男女の自立度と年齢の関係を示しています．男性の10%（図5-1aの緑の線）はずっと自立を保ったまま死亡しています．いわゆる「ピンピンコロリ」です．そして，約20%は60歳ぐらいを過ぎた高齢者の領域になったところで脳梗塞などのイベントが発生して介護が必要となり，自立度が低下して死亡します．

　残りの70%の高齢者は70代の後半，いわゆる後期高齢者になった時点から徐々に自立度が低下し死亡します．これがいわゆる「フレイル」です．

　女性の場合は，10%の「ピンピンコロリ」がありません．90%近くの人が後期高齢者になったあたりから徐々に自立度が低下してきます．残りの10数%は65歳を過ぎたころにイベントが発生し，自立度が低下したまま死亡します[4]．

　この図5-1から健康長寿社会を達成するためのポイントがわかります．まずイベントの発生をなくすことです．これはいわゆるメタボ予防ということになります．そ

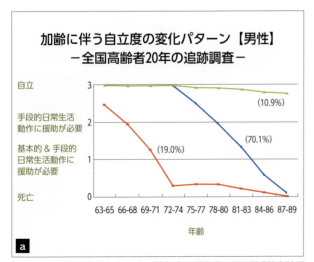

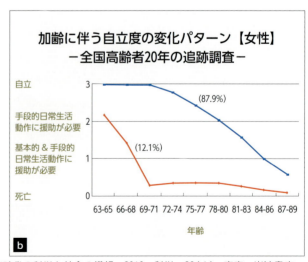

図5-1a, b　高齢者の自立度の年齢による変化（N=5,715）[秋山弘子．長寿時代の科学と社会の構想．2010；科学．80(1)：東京：岩波書店．59-64．より許可を得て転載][4]．

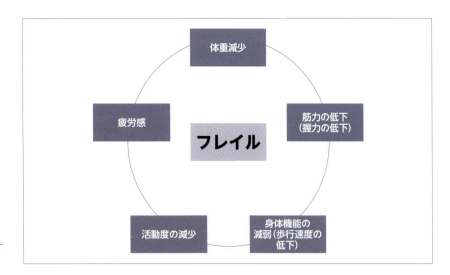

図5-2 フレイルの基準．3項目以上該当すれば，フレイルとされる．

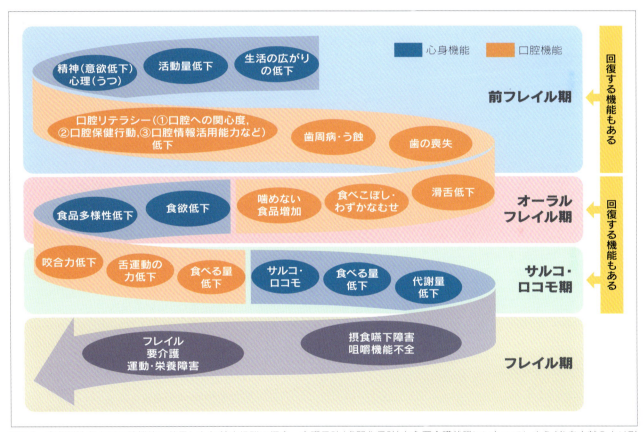

図5-3 食（栄養）および口腔機能に着目した加齢症候群の概念．介護予防（虚弱化予防）から要介護状態にいたってしまう（参考文献5より引用改変）[5]．

して，徐々に自立度が下がっていく下降度を小さくすること．つまり飛行機にたとえると，飛んでいる高度をあらかじめ高くしておくように下降前の自立度のレベルを高く保っておくことです．これが要介護期間を短くし，健康寿命を延伸させることに繋がると考えられます．

イベントの発生を遅らせつつ，できるだけ元気な状態，つまり自立度が高い状態で高齢期に突入するように導くことが健康長寿社会を達成するために重要なのです．そして，そのためには歯科は何ができるかを考えることが今求められています．

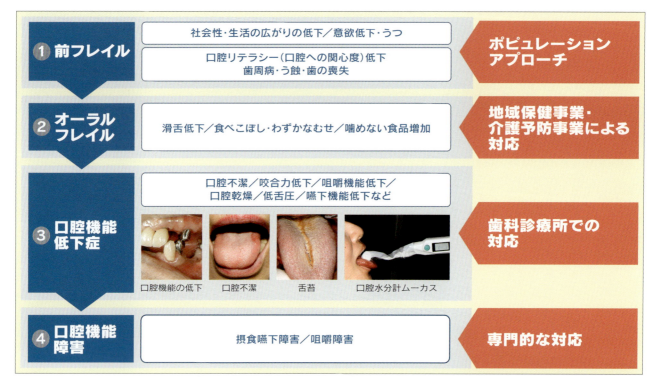

図5-4 老化による口腔機能の低下とアプローチ(参考文献6より引用改変)[6].

III. フレイル

　フレイルとは，加齢にともなって生理的予備機能が低下し，ストレスに対する脆弱性が亢進し，生活機能障害，要介護状態，死亡などの転機に陥りやすい状態を表す言葉です．身体機能だけでなく，認知機能，栄養状態，精神状態，社会的問題などを含む概念です．これは要介護状態へ向かっての階段状の変化ではなくスロープ状の変化なのですが，この過程は可逆的，すなわち適切な努力によって元に戻ることができるのです．

　フレイルの診断項目には，体重減少，疲労感，活動度の減少，身体機能の減弱(歩行速度の低下)，筋力の低下(握力の低下)などがありますが，このうち3項目以上該当すれば，フレイルとされています(図5-2).

　高齢者において最初にフレイルの兆候が出てくるのは社会性からではないかといわれています．つまり社会性が落ちてくると精神・心理，口腔機能が低下し，栄養状態，つぎに身体機能が落ちて要介護となると考えられています．

IV. オーラルフレイル

　国立長寿医療研究センターの研究班は，食習慣を含む食環境の悪化から始まる身体機能の低下とサルコペニア，さらには最終的に生活機能障害と虚弱の発生から要介護状態にいたる構造的な流れを，4つの段階に分けて説明し，口腔の機能低下を経由して，全身の機能低下が進行する過程の概念をはじめて示しました(図5-3)[5].

　この報告書が提示している概念図のなかでは口腔のわずかな機能低下を「オーラルフレイル」と表現しています．

　つまり心理的なうつ状態から社会性が低下し，口腔リテラシー(口腔への関心度)の低下が生じます．口腔衛生管理ができなくなり，その結果生じた歯周病やう蝕によって歯が失われ，食べられない食品が増えて摂取食品の多様性が失われることになります．さらに滑舌低下や，わずかなむせ，食べこぼしなどの微小な口腔機能の低下が起こります．

　このようなオーラルフレイルを脱するためには口腔リテラシーを高め口腔清掃を励行し，歯の欠損を防止する

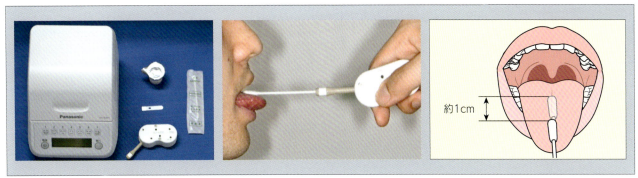

図5-5 口腔不潔口腔内の細菌数をカウントする細菌カウンター．滅菌綿棒にて舌表面を3往復擦過して試料採取を行う．

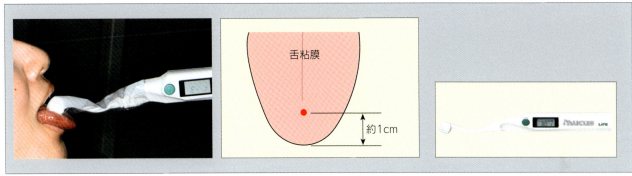

図5-6 口腔乾燥を評価する口腔水分計ムーカス．舌背の測定部位（先端から約1cmの舌背中央部）にセンサーが垂直になるようにしっかりと当て，200g程度の測定圧で圧接する．測定圧により測定誤差が生じることがあるので，圧接力を十分に訓練することが必要．

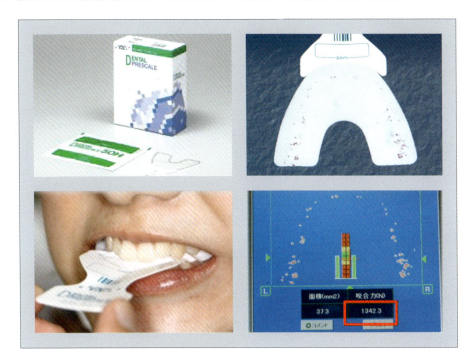

図5-7 咬合力の測定．

とともに，欠損が生じた場合には歯科医院を受診して適切な補綴装置を装着することが必要となるのです．

V．口腔機能低下症

さて，このように口腔機能低下とともに全身機能が低下していくということを考えると，どこかで口腔機能の低下を診断して，対策を講じなければなりません．

そこで一般社団法人日本老年歯科医学会は「口腔機能低下症」という病名の概念を提唱しました．

図5-4中のほぼ健康な状態を表す1番目の「前フレイル」には，マスコミなどを用いたポピュレーションアプ

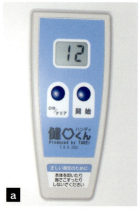
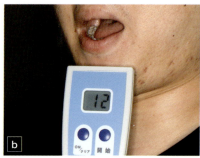

図5-8a, b　オーラルディアドコキネシス．

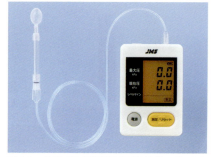

図5-9　JMS舌圧測定器（写真提供：株式会社ジェイ・エム・エス）[7]．

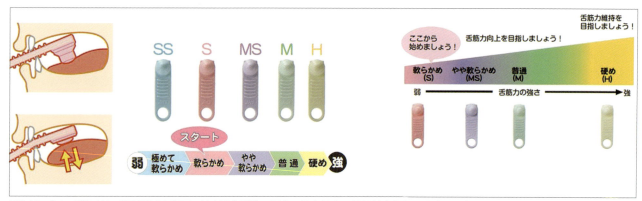

図5-10　「ペコぱんだ」．咀嚼機能の低下の筋力強化訓練の場合，最大筋力の85％以上となる強度を選択し，6回以下の負荷で行う．可能であれば，これを1日3回行う．たとえば，最大舌圧25kPaであった場合，約21kPa以上の負荷が必要となるため，舌圧換算で20kPa相当，すなわち強度M（グリーン）を選択する（写真提供：株式会社ジェイ・エム・エス）[7,8]．

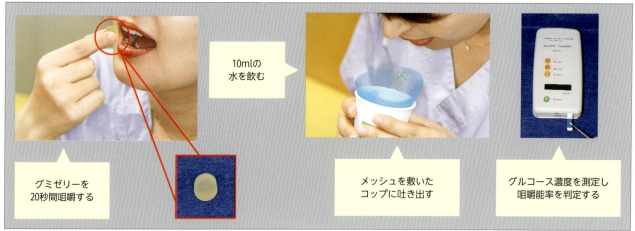

図5-11　グミゼリーを用いた咀嚼能率検査法．

ローチ（まだ高リスクを抱えていない集団に働きかけて，集団全体のリスクの軽減や病気の予防を図ること）で対応し，つぎの「オーラルフレイル」には地域保健事業や介護予防事業で対応します．3番目の「口腔機能低下症」にはその知識を有する一般の歯科診療所で対応し，4番目の「口腔機能障害」にはスキルを有する医療職による専門的な対応を行うという構図です．

そして，3番目の「口腔機能低下症」の診断基準として口腔不潔，口腔乾燥，咬合力低下，舌口唇運動機能低下，低舌圧，咀嚼機能低下，嚥下機能低下を挙げ，その診断基準の初期値を設定しました．さらにこれらの症状のうち3項目を満たすものを「口腔機能低下症」

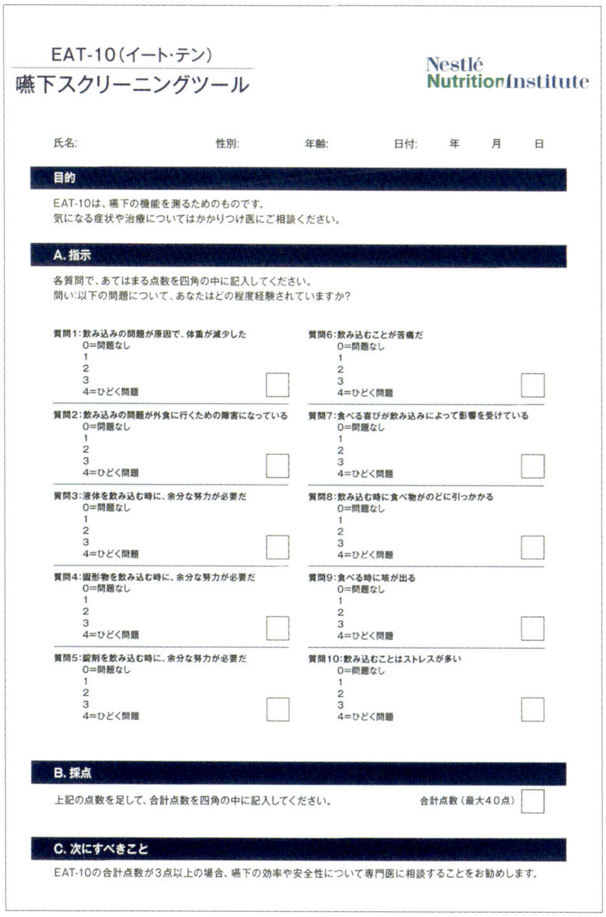
EAT-10(イート・テン)
嚥下スクリーニングツール

Nestlé NutritionInstitute

氏名:　性別:　年齢:　日付:　年　月　日

目的

EAT-10は、嚥下の機能を測るためのものです。
気になる症状や治療についてはかかりつけ医にご相談ください。

A. 指示

各質問で、あてはまる点数を四角の中に記入してください。
問い:以下の問題について、あなたはどの程度経験されていますか?

質問1:飲み込みの問題が原因で、体重が減少した
0=問題なし
1
2
3
4=ひどく問題

質問2:飲み込みの問題が外食に行くための障害になっている
0=問題なし
1
2
3
4=ひどく問題

質問3:液体を飲み込む時に、余分な努力が必要だ
0=問題なし
1
2
3
4=ひどく問題

質問4:固形物を飲み込む時に、余分な努力が必要だ
0=問題なし
1
2
3
4=ひどく問題

質問5:錠剤を飲み込む時に、余分な努力が必要だ
0=問題なし
1
2
3
4=ひどく問題

質問6:飲み込むことが苦痛だ
0=問題なし
1
2
3
4=ひどく問題

質問7:食べる喜びが飲み込みによって影響を受けている
0=問題なし
1
2
3
4=ひどく問題

質問8:飲み込む時に食べ物がのどに引っかかる
0=問題なし
1
2
3
4=ひどく問題

質問9:食べる時に咳が出る
0=問題なし
1
2
3
4=ひどく問題

質問10:飲み込むことはストレスが多い
0=問題なし
1
2
3
4=ひどく問題

B. 採点

上記の点数を足して、合計点数を四角の中に記入してください。　合計点数(最大40点)

C. 次にすべきこと

EAT-10の合計点数が3点以上の場合、嚥下の効率や安全性について専門医に相談することをお勧めします。

図5-12　EAT-10(イート・テン)嚥下スクリーニングツール．それぞれの問を5段階(0点：問題なし～4点：ひどく問題)で回答し，合計点数が3点以上で口腔機能低下症とする(ネスレ日本株式会社 ネスレサイエンスカンパニーより許可を得て転載)．

とすることを提案しています[6]．

図5-5～12までにこれらの診断基準のための用いることができる器材を示します．

ここで重要なのは「口腔機能低下症」の状態は介入や訓練によって上の段階に戻ることができるということです．

現在，歯科医療のなかで口腔機能を管理し，低下を抑えることは高齢者の健康寿命の延伸に対する重要な対策となっているのです．

参考文献

1．嶋崎義浩．歯および義歯の状態が全身の健康に及ぼす影響に関する施設入居高齢者の追跡研究．1996；九州歯科学会雑誌．50(1)：183‐206.

2．Appollonio I, Carabellese C, Frattola A, Trabucchi M. Influence of dental status on dietary intake and survival in community-dwelling elderly subjects. 1997；Age and Ageing. 26：445‐456.

3．Fukai et al. Geriatr GerontorlInt. 2007；7：341‐347.

4．秋山弘子．長寿時代の科学と社会の構想．2010；科学．80(1)：東京：岩波書店．59‐64.

5．国立長寿医療研究センター．口腔ケアの包括的対策の構築に関する調査研究事業．平成26年．

6．一般社団法人日本老年歯科医学会．ホームページ(http://www.gerodontology.jp)．2018.

7．株式会社ジェイ・エム・エス．ホームページ．2018.

8．菊谷 武，西脇恵子．「ペコぱんだ」を利用した舌のレジスタンス訓練．2013；日本歯科評論．73(9)：133‐136.

QUESTION.6

義歯を入れると栄養摂取はできるのですか？

I. 義歯新製と栄養状態変化の関連

　義歯の新製で患者の栄養摂取は改善するのでしょうか？　これまでの臨床研究からは，欠損補綴による咀嚼障害の改善のみでは栄養摂取は改善しないことが明らかになっています．

　なぜならば患者は，自分の栄養摂取に不足や偏りがあることに気づいていないことが多く，食習慣の改善の必要性を指摘されない限りは，補綴治療を行っても，食事の内容を変えることがないからです．

　現在では咀嚼障害が原因となった栄養摂取の不足に対しては，欠損補綴による咀嚼障害の改善と併行して食事指導が必要であると指摘されています[1〜5]．

　また海外での実際の臨床研究では，無歯顎者に対して全部床義歯の新製と患者個人に合わせた栄養士による専門的な食事指導を実施した結果，野菜や果物の摂取量が有意に増加したという報告[4]や，義歯が不適合と感じている無歯顎者に対して義歯安定剤の使用の指導に加えて，食事指導が記載された政府発行のパンフレットを配布したところ，野菜や果物，ビタミンCの摂取量が有意に増加したということが報告されています[5]．

　わが国においても「食事バランスガイド」が公表されていて，近年の研究結果からは，無歯顎者に対して義歯の新製と，この「食事バランスガイド」を食事指導のツールとして指導を行った結果，肉類や野菜，またさまざまな栄養素の摂取量が有意に増加したことが報告されています[6,7]．

　これらのことから栄養摂取の改善には，欠損補綴による咀嚼障害の改善と食事指導の両方を行うことが必要であると考えられるようになり，歯科医師と管理栄養士や栄養士が互いに協力し，患者に対して，それぞれ歯科治療と食事指導の両方を提供することが今後より一層必要とされています．

II. 食事バランスガイド

　先に挙げた「食事バランスガイド」は，2005年に厚生労働省と農林水産省が決定したもので，5つの料理グループである「主食（ご飯，パン，麺類）」「副菜（野菜，きのこ，いも，海藻類）」「主菜（肉，魚，卵，大豆料理）」

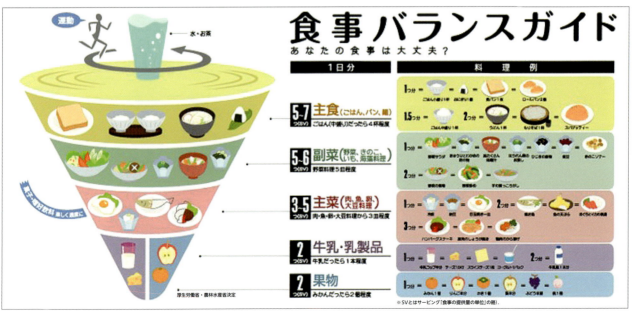

図6-1　食事バランスガイド（厚生労働省，農林水産省資料より転載）．

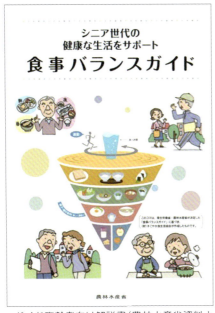

図6-2 食事バランスガイド高齢者向け解説書(農林水産省資料より転載).

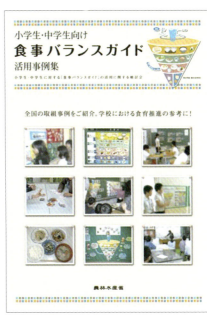

図6-3 小学生・中学生向け食事バランスガイド活用事例集(農林水産省資料より転載).

表6-1 義歯だと食べにくい食品

特徴	食べにくい理由	食品
硬いもの	噛むのに力がいる 噛んでバラバラになったあと,義歯と歯茎の間に入りやすい	ナッツ類 せんべい 生野菜
すべるもの 弾力があるもの	歯に引っかかりにくく噛みにくい 弾力があり,崩れにくい	かまぼこ こんにゃく 餅
はりつくもの 水分の少ないもの	口のなかや義歯に張りつくと取りにくい 唾液がしっかり出ていないと,まとまりにくい	海苔 パン

「牛乳・乳製品」「果物」についてそれぞれ,「1日に『何を』『どれだけ』食べたら良いかを考える際の参考」にするように「食事の望ましい組み合わせとおおよその量をイラストでわかりやすく示したもの」です(図6-1).「食事バランスガイド」は前記の料理グループに加えて,水分の摂取,運動,お菓子や嗜好飲料の適度な摂取量から構成されています.

さらに,この「食事バランスガイド」をより普及させるために,農林水産省は教材を作成していて,使用する対象者別に,「親子向け解説書」「若者向け解説書」「中高年向け解説書」「高齢者向け解説書(図6-2)」,また小・中学生を対象に,「小学生・中学生向け食事バランス活用事例集(図6-3)」が作成されています.これらの教材は農林水産省のホームページに掲載されていて,ダウンロードして無料で使用することができます.食事バランスガイドとこれらの教材を併せて使用するほうがより効果的な栄養摂取の改善が図れるでしょう.

III. 義歯と栄養管理・食事

1 咀嚼指導と食事指導とは別物

今後の義歯治療の対象は要介護高齢者です.そのため,これまで咀嚼指導として行われがちだった食事指導を,栄養管理の一部としても行うことが重要です.

まず,一般に,義歯装着者では,義歯調整中の期間や義歯の使用に慣れるまでは,食べにくい食品があることを理解しておいて,適切な食事指導を行いましょう(表6-1).

学会分類2013と他分類の対応

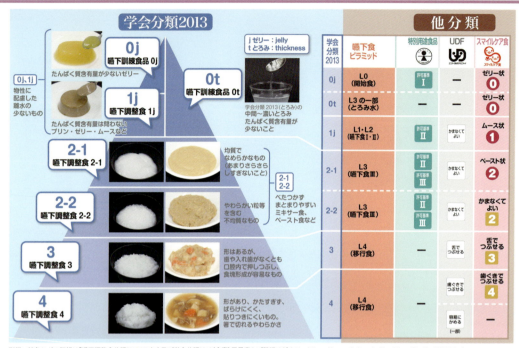

日本摂食嚥下リハビリテーション学会の嚥下調整食分類
摂食嚥下障害を有する方への食形態調整で設定された食事および，とろみの分類．医療機関で使われることが多い．

ユニバーサルデザインフード（UDF）
日本介護食品協議会の規格で製造された商品．①容易にかめる，②歯茎でつぶせる，③舌でつぶせる，④噛まなくても良い，の4区分が設定されている．

スマイルケア食
農林水産省で設定された介護食の枠組み．青マーク（噛むこと・飲み込むことに問題はないものの，健康維持上栄養補給を必要とする方向けの食品），黄マーク（噛むことに問題がある方向けの食品：⑤容易に噛める，④歯茎でつぶせる，③舌でつぶせる，②噛まなくて良い），赤マーク（飲み込むことに問題がある方向けの食品：②ペースト状，①ムース状，⓪ゼリー状）の3種類がある．

図6-4　食事形態調整区分（上図はヘルシーフード株式会社より許可を得て転載）[8]．

2 要介護高齢者の食事指導で気をつけるべき点

要介護高齢者では，義歯治療によって咬合接触が回復されても，口腔機能の問題で上手に食べられないことがあります．

食物を咀嚼して嚥下し，栄養として取り込むには，歯（義歯）だけでなく，舌や頬，口唇の力なども重要なのです．また，口腔が乾燥せずに潤っていることが食塊をつくり，口の清潔を保つためにも必要です．

歯科医師，歯科衛生士にとっても，このような食べるために必要な口腔機能を定期的に評価し，口腔機能低下症を管理することも重要になってきています．また，定期的な栄養評価として，月に1回は歯科医院でも体

表6-2 下処理の方法と食品の形態

下処理の方法	下処理の際の注意点とその後の食品の特徴など
繊維と直角に切る	たまねぎ，葉物などは，切る方向に注意する
皮をむく	ピーマン，パプリカ，トマト，茄子などは，コンロで焦げるまで焼くと，皮がむきやすくなる
薄くスライスする	根菜類，かぶ，大根などは，皮の内側にある薄い線のところまでむくと，簡単に軟らかくなる
厚く皮をむく	
すりおろす	レンコン，長いもなどは，すりおろし器を使う
つぶす・裏ごす	いも類，かぼちゃ，豆類などは，つぶしたり，裏ごし器を使う
種を取る	オクラ，トマトは種を取ることで食べやすくなる
脂の多いものを使う	肉，魚などは，サシの入った肉や脂ののった魚を選ぶ
つなぎを入れる	挽肉料理，すり身料理では，たまねぎ，卵，豆腐，長いもなどをつなぎにすると軟らかく仕上がる
蒸す・煮る	水分が多く入ることで，軟らかく仕上がる

表6-3 食材の形態と調理の方法

食材の形態	調理の方法
硬いもの バラバラするもの	つぶせるくらい，軟らかく煮る・蒸す．刻む場合はつなぎを混ぜる いも類や南瓜のマッシュ，豆腐に混ぜるのも食べやすい あんやソースをかける，マヨネーズであえるのも良い
薄いもの	あんやソースをかける，マヨネーズであえるのも良い ペースト状にする
はりつくもの 水分の少ないもの	水分や油分を加える

重測定を行うのも良いでしょう.

口腔機能の低下が著しい場合には，きざんだり，ペースト状にしたり，まとまりを良くしたり，食形態を工夫することで代償できます．しかし，量が増加したり，見た目が悪かったり，調理の手間が増えたりと，せっかく食事指導を受けても食事やその準備そのものが要介護高齢者，介護者双方にとって苦痛になってしまう場合もあります.

このような場合には，あらかじめ口腔機能に適した形態に調整された食品を利用するのが簡便です.

ただし，食事形態分類は，日本摂食嚥下リハビリテーション学会の嚥下調整食分類，ユニバーサルデザインフード，スマイルケア食などが混在しているので，食事指導の際にはどの分類を用いた指導が適切かを見極めることが重要です（**図6-4**）.

また食べられる食品が限定されていて，その結果，

表6-4 食品別の調理の工夫

食品	食品の形態
挽き肉 肉団子 薄切り肉やこま肉	粒が細かく硬くなるそぼろ状より，ハンバーグや肉団子状のほうが軟らかく食べやすい 卵・片栗粉・山いも・長いもなどをつなぎに使うとより軟らかくなる 麹や酵素に漬け込むと軟らかくなる
魚　魚介	缶詰を利用する．(骨まで軟らかくなっているので，食べやすい) 生(刺身)も切り方によっては食べやすい．薄く小さく切る，または細かくたたき，油を加えればより食べやすくなる ハンペンやすり身も軟らかく調理しやすい
卵	スクランブルエッグやオムレツは，調理が簡単で，加熱しても軟らかい 市販の茶碗蒸しや卵豆腐，温泉卵も良いが，ゆで卵は硬いので注意する
野菜	具だくさんの味噌汁は，軟らかい野菜が十分摂れ，調理も簡単だが，嚥下に注意する ミキサーやフードプロセッサー，スープメーカーを使った汁物も，食べやすく野菜が十分摂れる 大根おろしやトマト(皮むき・種ぬき)は生でも食べやすい

栄養が不足している場合には，普通の食材からでも栄養を補うことができます．牛乳，ヨーグルトなどの乳製品，豆乳，豆腐などの大豆製品は，手軽に使えて，タンパク質を摂取できます．オリーブオイルや胡麻油，生クリームなどの油脂類は，エネルギー確保の手助けにもなります．

栄養補助食品は栄養素の底上げには有効ですが，医薬品と食品とがあり，摂取量や方法によっては全身疾患に影響を及ぼすこともありますから，利用する際には医師や管理栄養士によるアドバイスを受けることが推奨されます．

❸調理法の工夫で美味しく食べよう

a. 調理の工夫

義歯でも，咀嚼や嚥下に問題があっても，調理の工夫で美味しく食事をすることができます．以下に，食べにくいものを食べやすくする工夫を紹介します．

まずは下処理を適切に行うことで，義歯を装着した高齢者でも食べやすくすることが可能です(表6-2)．さらに調理方法を工夫することで，同じ食材でも軟らかく，美味しく食べることができます(**表6-3**)．

b. 「なんでも刻めば良い」は間違い

キュウリや生のキャベツ・レタスなど，細かく刻んだだけだと，かえって食べにくいものもあります．

みじん切りや千切りのように細かく薄くされたものより大きめのスライスや乱切りのように，ある程度の大きさがあるもののほうが咀嚼しやすいものです．また，細かくしてから調理するより，ある程度の大きさの食品を軟らかくなるまで加熱すると，高齢者がスプーンなどで，つぶすことができ，大きさを調整できるため食べやすくなります(**表6-4**)．

❹工夫次第で外食でも美味しく食べられる

せっかく歯科医院で義歯を製作し，口腔機能を評価しても，外出先で食べられるところがなければ，生活

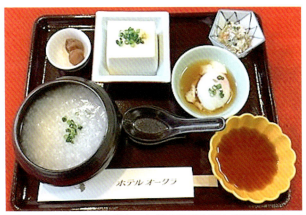
図6-5 つなぎになるお粥セット（東京医科歯科大学湯島キャンパス内「オークラカフェ＆レストランメディコ」より提供）．

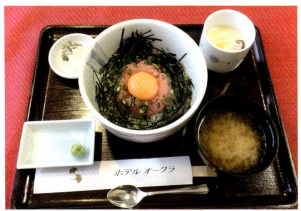
図6-6 卵が「つなぎ」となったネギトロ丼．海苔や万能ネギなどの薬味を別盛や抜いてもらっても良い（東京医科歯科大学湯島キャンパス内「オークラカフェ＆レストランメディコ」より提供）．

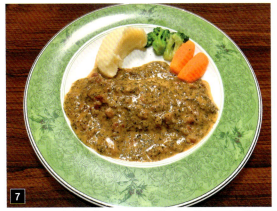
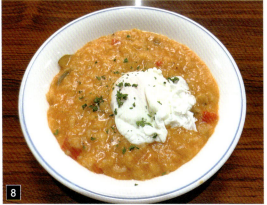
図6-7, 8 専用のやわらか食メニュー．図7：舌平目のワイン蒸し．図8：ラタトゥイユと卵のリゾット（東京医科歯科大学湯島キャンパス内「あるめいだ」より提供）．

の楽しみがありません．患者やその家族から「外食はできますか」と聞かれたら，どう答えるべきでしょうか．

外食でも，食べるときのひと工夫で食べやすくすることができます．「レストランでも，美味しく食べられますよ」と指導してみましょう（予約の際に，「ひと工夫」してもらえるか確認しておくことも患者側に合わせて伝えておきましょう）．

a．ごはんをお粥にできるか？

お粥は，まとまりを良くするための「つなぎ」にできます．メニューにご飯がある場合，お粥の対応をしてもらえれば，おかずをほぐす，細かくするなどして，お粥に混ぜ込み，まとまりを良くすることで，食べやすくなります（**図6-5**）．マッシュポテトや冷奴，湯豆腐，温泉卵，シチューやカレーのルウなども同様に「つなぎ」にできます．

b．麺やパスタを短く・軟らかくできるか？

麺やパスタは，軟らかく短めのものが食べやすいでしょう．うどんやそばなど，長めに茹でてもらえる場合もあります．ただし，麺類の種類によって軟らかくなりにくいものもあるので注意が必要です．

パスタはスパゲティのような長いものより，マカロニやラザニアなどのほうがつぶすことができ，食べやすくなります．箸やスプーン，フォークで細かくしても良いのですが，キッチン鋏をお店で借りることができればなお良いでしょう．

c．具や薬味を別盛してもらえるか？

万能ネギ，胡麻，海苔などの薬味は意外と食べにくいものです．細かく，取り除くのも大変なので，別盛にしてもらえると食べやすくなります．不要であれば，最初から抜いてもらっても良いでしょう．

最近では，調理のひと工夫や専用メニュー対応ができるレストランのリスト（摂食嚥下関連医療資源マップ・http://www.swallowing.link）もできていますので，あらかじめ調べておいて患者やその家族が外食に行きたいと言ったときの参考にすると良いでしょう．

d. そのまま食べられるメニューはあるか？

冷奴，湯豆腐，温泉卵，茶碗蒸し，ねぎとろ（ねぎ抜きにしてもらう），雑炊，ポタージュスープ，リゾット，ドリア，ポテトサラダ，中華粥，卵スープ，ワンタン，かに玉，あんかけチャーハン，麻婆豆腐，ババロアを提供しているお店もあります．

筆者らが勤務する東京医科歯科大学にも「やわらか食」を提供できるレストラン（東京医科歯科大学お食事ガイド・http://www.tmd.ac.jp/kouhou/campus_info/gourmet_at_tmdu/index.html）があります（図6-5〜8参照）．

外食を楽しむことは，外に出ることで活動量が増え，身なりを整えるきっかけにもなり，何より食べるためのリハビリテーションになります．外食は大きな口の楽しみの1つとなり，口腔機能，食事と栄養のフォローアップとして，とても重要です．

今は義歯を装着して終わりの時代ではありません．義歯装着後も，歯科による口腔機能の評価を受けて，自分の食べられる能力を知ったうえで，無理をせず可能な範囲で美味しく外食も含めて食事を楽しむよう，適切な食事指導をすることが求められる時代となりつつあるのです．

参考文献

1. Hamdan NM, Gray-Donald K, Awad MA, Johnson-Down L, et al. Do implant overdentures improve dietary intake? A randomized clinical trial. 2013；J Dent Res. Dec；92(12 Suppl)：146S-153S.
2. Awad MA, Morais JA, Wollin S, Khalil A, et al. Implant overdentures and nutrition：a randomized controlled trial. 2012；J Dent Res. Jan；91(1)：39-46.
3. Moynihan PJ, Elfeky A, Ellis JS, Seal CJ, et al. Do implant-supported dentures facilitate efficacy of eating more healthily? 2012；J Dent. Dent.Oct；40(10)：843-850.
4. Bartlett DW, Maggio B, Targett D, Fenlon MR, et al. A preliminary investigation into the use of denture adhesives combined with dietary advice toimprove diets in complete denture wearers. J Dent. 2013 Feb；41(2)：143-147.
5. Bradbury J, Thomason JM, Jepson NJ, Walls AW, et al. Nutrition counseling increases fruit and vegetable intake in the edentulous. 2006；J Dent Res. May；85(5)：463-468.
6. Suzuki H, Kanazawa M, Komagamine Y, Iwaki M, Jo A, Amagai N, Minakuchi S. The effect of new complete denture fabrication and simplified dietary advice on nutrient intake and masticatory function of edentulous elderly：A randomized-controlled trial. 2017；Clin Nutr. Aug 5. pii：S0261-5614(17)：30263-30267.
7. Amagai N, Komagamine Y, Kanazawa M, Iwaki M, Jo A, Suzuki H, Minakuchi S. The effect of prosthetic rehabilitation and simple dietary counseling on food intake and oral health related quality of life among the edentulous individuals：A randomized controlled trial. 2017；J Dent. Oct；65：89-94.
8. ヘルシーフード株式会社．ホームページ．

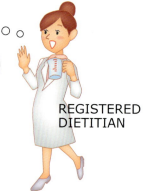

COLUMN.1

意外に美味しい，形態調整食

　咀嚼や飲み込みに不安があっても，安全に食べられるように配慮された「形態調整食」というものがあります．「介護食」「嚥下食」とも呼ばれますが，その名称や見た目から「美味しくなさそう」と，あまり良くないイメージを持っている人もいるでしょう．ここでは安全に栄養を摂取でき，なおかつ美味しい形態調整食を紹介します．これらの形態調整食を患者さんに勧めるときには，一度管理栄養士に相談してみるのも良いでしょう．

ユニバーサルデザインフード

　「介護食」「嚥下食」と聞いて，頭に浮かぶのがこのタイプではないでしょうか．粒がなくなめらかで，咀嚼の必要がないものから，ある程度の咀嚼力が必要なものまで，多くの種類が販売されています．素材の加工のみで，自分で好みの味付けができるものもあります．ドラッグストアや介護用品店，通信販売でも購入できます．

パワーライス（マルハニチロ株式会社）

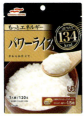

高エネルギーのやわらかいごはん．やわらかく調理すると水分が多くなり，栄養価が下がってしまうことが多いが，中鎖脂肪酸を加えることで，エネルギーアップを図っている．

キユーピー®やさしい献立（キユーピー株式会社）

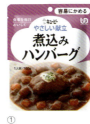 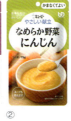

① ② ③

和食のみでなく，洋食メニューもある．食べにくいお肉も挽肉料理だと食べやすい（①）．人参とたまねぎを裏ごししたもの．ミキサーを使わなくても，牛乳や豆乳を加えるだけで自分好みのポタージュスープがつくれる（②，③）．

見た目はそのままのやわらか食

　見た目や味はそのままに，舌でつぶせるやわらかさに加工されています．ミキサーにかけたり，型に入れての再形成を行わないため，栄養価が保たれているのも特徴です．口のなかでつぶすのが困難な場合には，容器のなかでつぶしたり，小さくしてから口に入れます．なお冷凍で販売されているため，冷凍庫で保存が必要です．

ふわふわグルメ®（株式会社モリタ）

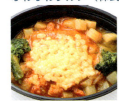

グルチキントマトソース煮．ほかにも肉メニューが7種類ある．歯科治療や手術後で食べることが困難な患者用に考案された摂食支援やわらか食．1食あたり200kcal以上あり，ボリュームがある．

あいーと®（イーエヌ大塚製薬株式会社）

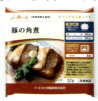 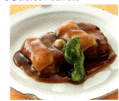

豚の角煮．ほかにもメニューが豊富に用意されている．土用の丑の日のうなぎや，おせちなど，季節のメニューも発売されている．

「普通」だけど食べやすい食事

　よく煮込まれたカレーやビーフシチューなどは比較的食べやすいメニューです．東京医科歯科大学湯島キャンパス内にある「あるめいだ」では「やわらか食」を提供していますが，通常メニューである「オムレツ」や「牛ほほ肉の煮込み」なども，食べやすくなっています．咀嚼が難しい場合は，無理に口のなかで食べ物を細かくしようとせず，ナイフ，フォーク，スプーンなどの食具を使って小さくしてから口に運ぶだけでもとても食べやすくなります．また，一口の量を少なくすることも効果的です．

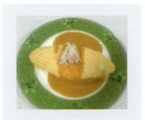 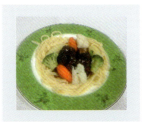

「あるめいだ」のメニュー．オムレツ（左）と，牛ほほ肉の煮込み．

こんなやわらか食も

　おなじみ，牛丼チェーンの吉野屋のやわらか牛丼．長時間煮込んだ「やわらか牛丼」と，食べやすくきざんだ「きざみ牛丼」があります．やわらかく加工された紅生姜や，義歯では食べにくい黒ゴマをつぶした七味唐辛子など，細部にも配慮されています．高齢者施設などでもイベント食として提供されて，好評だそうです．

「やわらか牛丼」「きざみ牛丼」（株式会社吉野家）

左から「やわらか牛丼」「きざみ牛丼」とやわらかく加工された「紅生姜」と黒ゴマをつぶした「七味唐辛子」．

QUESTION.7
超高齢者の義歯製作が難しいのはなぜですか？

1. 超高齢者の義歯を難しくする要因

1 超高齢者が使用する義歯とは？

現在の全部床義歯補綴など多数歯欠損に対する有床義歯補綴の治療体系は，かつてのSwensonやBoucherの無歯顎補綴学に代表されるように，有床義歯補綴の対象が50～60歳代であった時代の理論を基盤としています．

さまざまな意見はあると思いますが，当時の無歯顎患者は現在と比較して若く，抜歯も比較的早期に行われていたと推察されます．

そのため，顎堤粘膜も厚く，顎堤の形態も良好な場合が多く，また当時の平均寿命が70歳代であることを考えると，脳卒中などで舌などの口腔機能に問題を持つ患者も少なかったと推察されます．

つまり，誤解を恐れずに言えば，Classic Articleによって構築された有床義歯補綴の治療体系は，口腔も全身も健常だが，歯と顎骨が失われている患者を対象としていたもので，咬合の回復がそのまま経口摂取の確立を意味していました（図7-1）．

その治療体系は，現在，口腔インプラント治療の登場によって，より簡潔で効果のある方向に変化し，咀嚼能力の向上など患者にとって恩恵となる点も多いと考えられます．しかし，超高齢者の義歯に口腔インプラント治療がそのまま当てはまるわけではありません．

2 義歯を必要とする患者は在宅にいます

2016年（平成28年）の歯科疾患実態調査では，わが国における8020達成者の割合は51.2％となっており，1989年に始まった8020運動は一定の成果を挙げたと言っても良いでしょう．一方で，2011年の国民健康・栄養調査では70歳以上の60.1％が義歯を使用しています，また，2016年の簡易生命表によると平均寿命は男性80.98歳，女性87.14歳となっています．

これらを総合して考えると，今後，歯科医院の院内診療での義歯治療は減少して，義歯治療は在宅高齢者への訪問診療で実施する機会が増えていくことが予想されます．

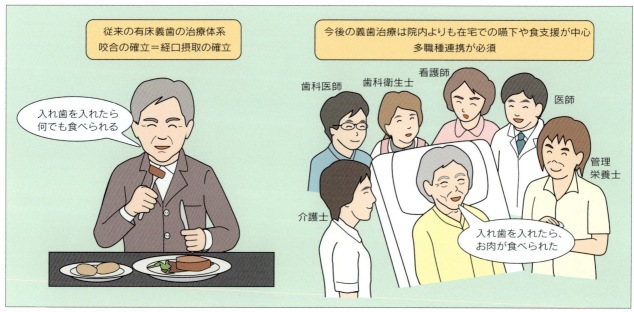

図7-1　従来の有床義歯の治療体系は現在では成り立たない．それゆえ歯科が行う義歯治療は多職種から期待されるようになってきている．

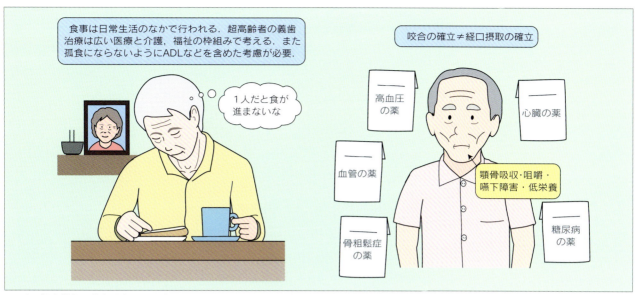

図7-2 超高齢者の義歯治療には居食の問題や歯科以外の疾患が関わってくる．

実際に，訪問診療の現場では，義歯治療の割合がとても多く，訪問診療で関わる医療や介護，福祉の多職種に基づく高齢者食支援の一部となっています（図7-1参照）．

とくに，義歯治療は歯科でしか行うことができないため，在宅における義歯治療を適切にかつ安全に行うことが，多職種連携の今こそ求められているのです．

3 超高齢者の多くは要介護高齢者です

超高齢者の多くは，何らかの全身疾患を有する要介護高齢者です．多くの場合，著しい顎骨吸収や，菲薄な顎堤粘膜，フラビーガムなどの口腔内の器質的問題を持っていて，インプラント治療の適応が困難な状態です．

また，舌や口唇，頬など口腔内の運動障害もあり，咀嚼・嚥下の機能的問題が存在するために，咬合の回復がそのまま栄養の経口摂取の確立に繋がりません（図7-2）．

このような要介護高齢者への義歯治療は，通院患者への義歯治療と基本的な部分は同じだとしても，それなりのコツがあります．とくに，要介護高齢者では，姿勢保持や指示理解などが困難ですし，口や顎を医療者の期待や指示どおりには動かしてくれません．

治療の実施や精度に影響を及ぼす歯科補綴学的なエラーをいかに少なくするか，無駄を省き，労力を集中させ，小さな努力でいかに大きな効果を得るかが重要なのです．また要介護高齢者に対する義歯治療は，咬合の回復・維持・確保のためではなく，食べられるようになるための義歯治療ですから，食事に関連する居住環境やADLなどの生活機能も含めて考慮する必要があります．

そのため，要介護高齢者に対する義歯治療を行う際には，医療や介護，福祉の多職種と関わっていくうえでも，まず歯科以外の疾患に対する最低限の理解が重要となるのです（図7-2参照）．

II. 歯科医師・歯科衛生士が知っておきたい高齢者の疾患

1 認知症

認知症は，後天的に認知機能が障害された状態で，加齢にともなって自然に起こる記憶障害とは区別する必要があります．認知症は，主にアルツハイマー型認

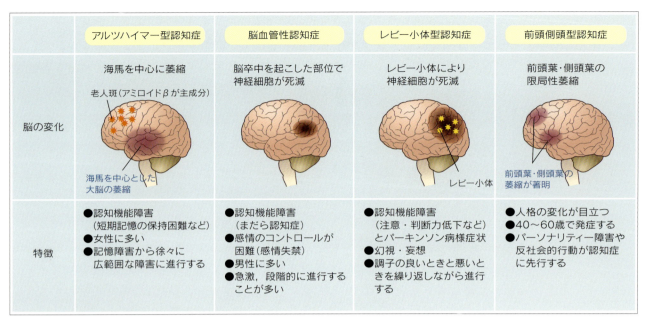

図7-3 認知症の種類と特徴．

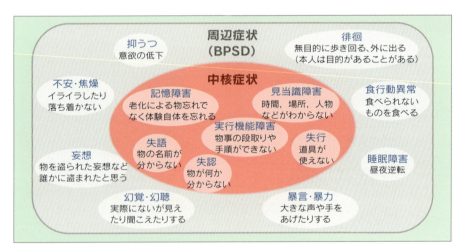

図7-4 認知症の症状．

知症，脳血管性認知症，レビー小体型認知症，前頭側頭型認知症の4大認知症に分類されます（図7-3）．

このうち最も多いアルツハイマー型認知症は，脳細胞へアミロイドβやタウなどのタンパク質が沈着し，脳細胞の変性が生じる認知症です．

症状は，記憶障害から始まって緩やかに進行し，やがて認知機能障害によって生活機能が著しく障害されますが，身体機能や感情は比較的維持されることも多いのが特徴です．

レビー小体型認知症は，アルツハイマー型認知症に次いで多く，幻視，パーキンソニズムを認め，嚥下障害も高頻度で認められます．

認知症の症状には，記憶障害や見当識障害を代表とする中核症状と，それによって引き起こされる徘徊や抑うつなどの周辺症状（BPSD：Behavioral and Psychological Symptoms of Dementia）に分けられます（図7-4）．認知症の種類や個人によっても症状やその経過が異なるため個々の状態に合わせたケアが重要になります．

認知症患者は，口腔衛生に対する意識低下，セルフケア能力の低下，歯科受診困難となっている場合が多く，さらに義歯が必要になっても，認知機能障害によって，義歯の衛生管理ができなくなって，義歯装着そのものが困難となることもあります．また介助者による

義歯は高齢者の喜びとともに

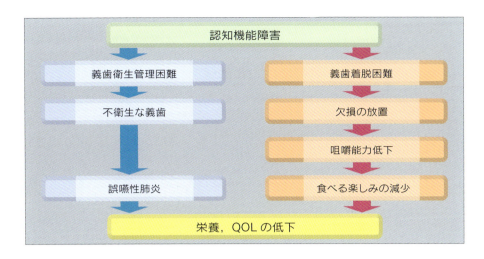

図7-5 義歯装着と認知症．

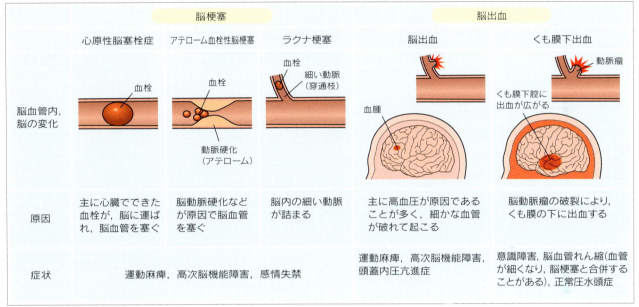

図7-6 主な脳血管障害の分類．

ケアの拒否などもみられます．

このため不衛生な義歯や欠損の放置による咀嚼機能低下から，誤嚥性肺炎や食べる楽しみの低下に繋がりやすく，患者のQOLに影響を与えます．

認知症患者に対する歯科治療は義歯装着だけにこだわらないで，患者の義歯管理能力を適切に把握し，食形態による代償を考えることも，歯科医師・歯科衛生士の重要な役割となってきています（図7-5）．

2 脳卒中

脳卒中は，脳血管障害とも呼ばれ，脳梗塞と脳出血に大きく分けられます．脳梗塞は，主に3つの種類があり，心臓でできた血栓が脳に運ばれ脳血管を閉塞するものを心原性脳塞栓症，脳の動脈硬化（アテローム硬化）で脳血管に血栓ができるものをアテローム血栓性脳梗塞，脳内の細い動脈に血栓ができるものをラクナ梗塞と言います．

脳出血は，脳血管が破れて起こる脳出血と脳動脈瘤の破裂によってくも膜の下に出血が起こるくも膜下出血に分けられます（図7-6）．

脳卒中は日本人の死因の第4位であり，要介護の原因の第1位です．脳卒中では，四肢の麻痺など身体機

49

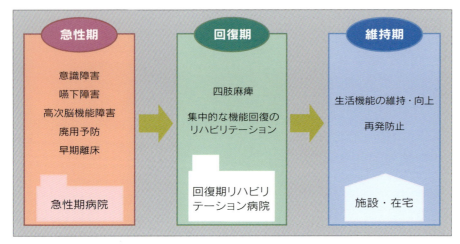

図7-7 脳卒中患者のステージ変化.

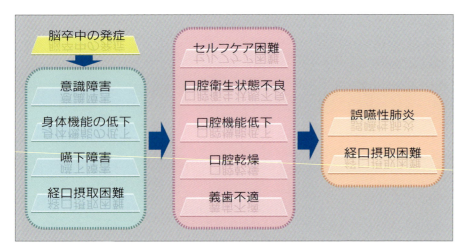

図7-8 脳卒中によって起こる主な口腔の症状.

能の障害，失行や失認などの高次脳機能障害，半側空間無視，嚥下障害などの後遺障害が生じることもあって，治療後の療養生活に大きな影響が与えることがあります．脳卒中は，急性期，回復期，維持期と疾患のステージによって症状が変化するので，患者がどのステージにあるのかを理解し，地域での連携に繋げることが大切です（図7-7）．

脳卒中患者においては，セルフケアや義歯の管理のなかで，利き手交換の必要など，疾患の特徴を考慮しながら自立を支援することが重要です．また，急性期では嚥下障害が惹起されることが多く，経管栄養の継続が行われます．

これらのことから口腔機能の廃用や，残存歯の移動による義歯不適合，口腔乾燥が生じるので，口腔機能を適切に管理しなければなりません．

セルフケア能力の低下や口腔機能の低下によって，口腔衛生状態が悪化することも多く，誤嚥性肺炎の予防や経口摂取訓練の開始のためには，口腔衛生を含めた口腔機能を管理する必要があります（図7-8）．

脳卒中の再発防止には，抗血小板薬や抗凝固薬が用いられますが，口腔内の観血処置を行う際でも，抜歯程度の観血処置では休薬せず，事前の対診を行ったうえで，十分な止血処置を行って対応するのが原則です．

3 パーキンソン病

パーキンソン病は高齢者に多い神経変性疾患の1つで，主に体の動きに障害を生じる疾患です．原因は，大脳基底核を構成する黒質にあるドパミン産生細胞が変性し，運動の調節をしている神経伝達物質であるドパミンが欠乏することによって生じるとされています．

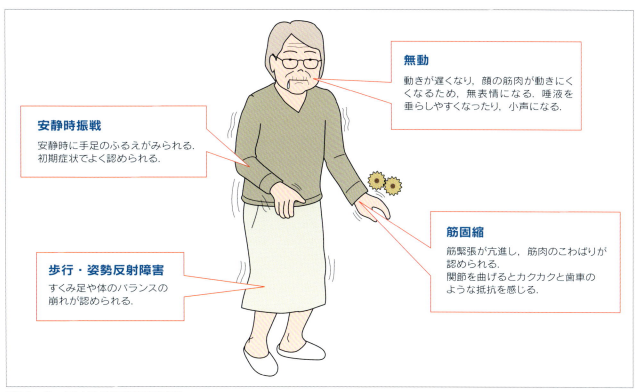

図7-9 パーキンソン病の錐体外路症状.

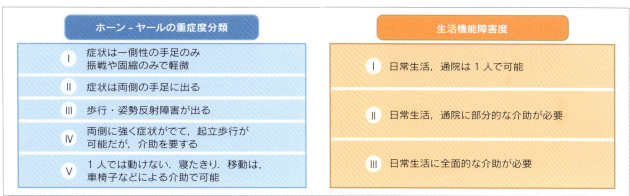

図7-10 ホーン-ヤールの重症度分類と生活機能障害度.

　症状としては，安静時振戦，無動，歩行・姿勢反射障害，筋固縮などの運動症状である錐体外路症状（パーキンソン症状），抑うつや不安などの精神症状，便秘や頻尿などの自律神経症状，認知機能障害などの非運動症状が挙げられます（**図7-9**）．

　高齢者で発症したパーキンソン病の経過は比較的緩やかに進行し，その臨床的な症状や生活機能の状態の評価には，「ホーン-ヤールの重症度分類」や「生活機能障害度」が用いられます（**図7-10**）．

　口腔内の症状としては，下顎のモグモグとした動きや舌や口唇の異常な動きなどの不随意運動が認められることがあり，これは「オーラルディスキネジア」とも呼ばれます．会話や食事の際には不随意運動が静止することもあり，また，義歯不適合がトリガーになっていることもありますが，詳細は不明であり，パーキンソン病などによる錐体外路症状が原因の１つとされています．

　歯科治療の際にはオーラルディスキネジアが問題になりますが，錐体外路症状の多くは，ドパミンを補う

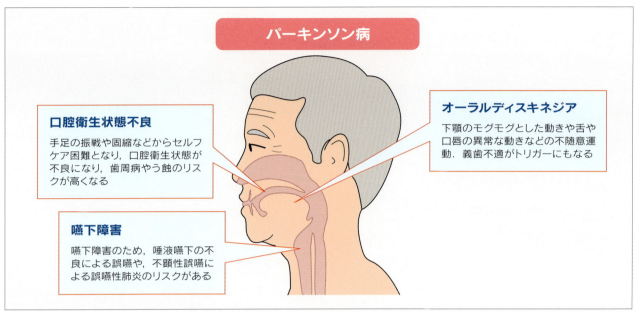

図7-11 パーキンソン病患者の口腔の特徴.

服用薬で調整されているため，薬が十分に効いてる，いわゆる"On"の時間帯に歯科治療を行うのが基本です．

パーキンソン病では，嚥下障害を認めることも多いのですが，ドパミン低下に起因するサブスタンスP（嚥下や咳を正常に行わせる物質）の低下によって，咳嗽反射が低下しやすいため，むせることのない不顕性誤嚥を起こすことも多いので注意が必要です（図7-11）．

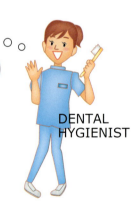

要介護高齢者の義歯治療では，医療や介護，福祉の多職種と関わるので，歯科以外の疾患についての最低限の理解が必要です！

DENTAL HYGIENIST

COLUMN. 2

摂食嚥下障害とは？

　摂食嚥下とは，食べ物を認識してから胃に送り込むまでのすべての運動を指します．大きくわけて5つの期に分けることができ，以下のような分類を用いています．摂食嚥下障害とは，この5つの期のどこかに問題があることを言います．歯科が深く関与するのは準備期と口腔期ですが，認知期や咽頭期，食道期の問題もきちんと把握しておくと良いでしょう．なお，拒食症に代表される摂食障害は含まないので注意が必要です．

認知期

　食物を認知し，食べ方などを思い出し，口に取り込む段階です．私たちは，目や鼻，耳など，さまざまな感覚情報から，目の前にあるモノが食べられるかどうかを判断します．一度も見たことがない，食べたことがないものは，注意深く口に取り込むように，食の記憶や体験が深く関わっています．たとえば焼き鳥であれば，串からどのように口に取り込めば良いかを私たちは知っていま

す．食具の使い方も同様です．口から食べるということは，私たちが考えている以上に，認知面が関わっています．
　高次脳機能障害や認知症，脳卒中などで，脳機能がダメージを受けると，口腔や咽頭の動きに問題がないのに，上手に食べられないことがあります．こういった場合には，環境を上手に整えることで，食事しやすくなることも多いのです．

準備期

　口に取り込み，嚥下するための食塊を形成する段階です．液体は舌でまとめ，噛まなくて良い食品は舌で押しつぶしてまとめます．一方，噛まなくてはいけないと判断された食品は，舌で臼歯部に送られ，咀嚼されます．どのような食品でも多くの場合，一度は咀嚼されるか，舌で確かめられ，咀嚼の要否を判断しています．これは窒息などを防ぐための機構としても重要であり，これも記憶や体験などが深く関わっています．咀嚼は食品を食片へと細かくする動作だけでなく，すりつぶしたり，唾液と混ぜ合わせたりしながら，嚥下しやすい食塊を形成していく作業です．咀嚼運動は，歯，顎，舌，頬，口唇，軟口蓋など口腔の器官が総動員されて行われる総合的な運動です．最初は随意的に行われますが，CPGという咀嚼中枢によってコントロール

されるため，リズミカルに反射的にも行われます．そのため，テレビを観ながらでも咀嚼を行うことができるのです．
　かつては，咀嚼中には軟口蓋が舌根と接触し，口腔と咽頭を封鎖して，食物は口腔だけに存在すると考えられていました．しかし，近年，咀嚼中に食物は舌によって能動的に咽頭の喉頭蓋谷に搬送され，口腔だけでなく咽頭でも食塊集積が行われることが明らかとなってきています．すなわち，咀嚼と嚥下は別々の運動ではなく，一体的な運動ということであり，嚥下の観点から咀嚼を再検討することが求められています．たとえば，無歯顎の人が義歯を外して食べると，この食塊搬送が乱れることで，嚥下が起こりにくくなったり，下咽頭まで食塊が侵入することもわかっています．

口腔期

　嚥下できる物性の食塊になったら，舌によって口腔から咽頭へと食塊が送り込まれる段階です．舌は口蓋に前方から後方へと向かって接触して，生じた圧力によって食塊を咽頭に送り込みます．このときの舌接触では，舌尖と口蓋前方や前歯の接触，舌側縁と臼歯部の接触が重要で，食塊の周りを封鎖することで，効率的に圧をつくり出しています．無歯顎で義歯を装着していない場合には，舌が封鎖のために上下の顎堤間に挟まれる必要が

あったりと，余分な運動をしなくてはいけません．
　余分な運動ができる高齢者ならば，嚥下は可能ですが，要介護状態の高齢者では，舌などの口腔の運動が低下していることも多いため，これらの代償性の運動ができない場合も多いと考えられます．そのため義歯を外すことによって，食事をまとめにくい，送り込みにくい，ひいては飲み込みにくい，ということが生じると考えられます．

咽頭期

　食塊が口腔から咽頭に送り込まれてくると，すぐに嚥下反射が生じます．食塊が咽頭から食道へと送り込まれる段階です．咽頭期の嚥下運動は，通常0.5〜0.6秒ほどの反射運動ですので，随意的にコントロールすることは困難です．ところが，嚥下運動は随意的にも起こすことができます．このため嚥下中枢がある脳幹ではなく，大

脳皮質に生じた脳卒中でも摂食嚥下障害が生じるのです．
　嚥下反射遅延，誤嚥，咽頭残留といったいわゆる嚥下障害の問題の多くは，この咽頭期の障害を指しており，前述したとおり，口腔の問題が影響を及ぼすこともあります．咽頭や嚥下を考えて，口腔や咀嚼にアプローチすることが重要です．

食道期

　食道に入った食塊が，蠕動運動によって胃へと運ばれる段階です．胃食道逆流があると，食道に入った食塊が逆流してくるときがあります．Tooth Wearの原因とも

されており，また，誤嚥性肺炎のリスクが高くなるので，注意が必要になります．

QUESTION.8
在宅義歯治療の印象・咬合採得はどうするのですか？

I. 姿勢について

　在宅義歯治療を行う際に，最も大事なことは印象採得と咬合採得であることは言うまでもありません．しかし院内での診療と違って，在宅治療ではこれらを十分な設備の整った環境と同様に行うことは困難です．

　とくに姿勢の保持は，簡単なことのように思われますが，その動作中に見落としやすい点が多く，また重大なエラーに繋がりやすい作業動作です．

　そこで，本項では，とくに印象採得と咬合採得時の姿勢の保持について解説します．

II. 印象採得の際には頭と身体をしっかり支える

　印象採得の際には，口腔や顎の安静時の形態と機能時の運動動作を考慮して，義歯の形態を決める必要があります．そのためには，まず頭部と身体の安定が大事です．

　体位は，診療がしやすく，患者が疲れにくく，誤嚥防止などを考え，座位・リクライニング位を基本とします（図8-1）．その際，車いすや通常の椅子に座ったままではヘッドレストがなく，またベッドの上で半身を起こした姿勢のままでは頭部が後屈しやすいので注意

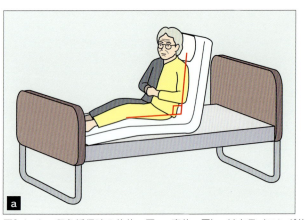
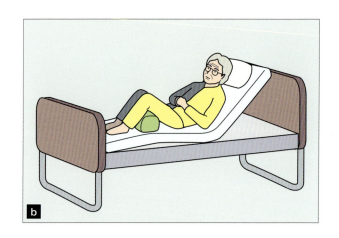

図8-1a, b　印象採得時の体位．図a：座位．図b：リクライニング位．

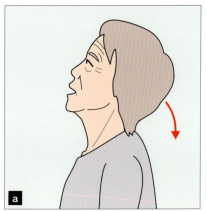
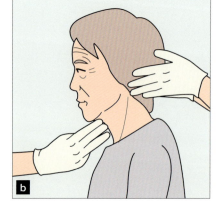

図8-2a, b　印象採得時の頭位．図a：頸部後屈．ヘッドレストがないと後屈しやすい．図b：頸部前屈．3横指くらいの余裕をもって前屈させる．

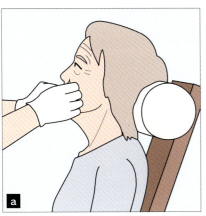
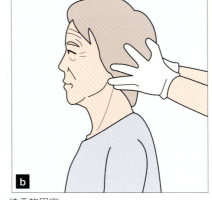

図8-3a, b　頭位や体位の調整法．図a：頭位調整用枕による固定．図b：徒手的固定．

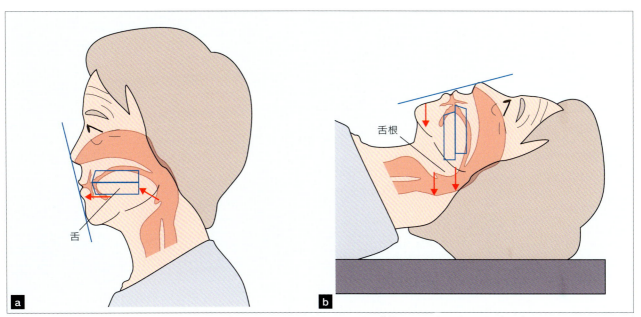

図8-4a, b　咬合採得時には姿勢によって下顎位が変化する．図a：座位．安静位の状態．図b：水平位．舌根が下がり，引っ張られて下顎が下がる．

が必要です．

　頭位が後屈すると誤嚥しやすく，逆に前屈させすぎると口腔を動かしにくくなります．オトガイ下に3横指が入る程度に顎が引けるよう，頸部の角度にも注意しましょう（図8-2）．

　枕やタオル，専用の器材による固定も良いのですが，状況によっては補助者による徒手的固定も有用です（図8-3）．

　温かい人の手による固定は患者に安心感を与え，急な体動の減少をもたらし，補助者も患者の異変に気づきやすくなります．

　徒手的に姿勢を支える際には，身体の狭い部位を強く支えるのではなく，手のひら全体で包み込むように広い部位で支えるようにします．

　なお，本項では詳細は割愛しますが，筆者らは粘膜支持が必要な多数歯欠損症例の印象採得では個人トレーの使用を強く推奨しています．

　また最終印象材も，咽頭への流れ込みや，体動などによる硬化時変形を抑えるため，チクソトロピー（撹拌すると粘度が下がり，撹拌を止めると粘度が高くなる性質）に優れ，硬化がシャープであり，高弾性なデンチャー用の印象材が良いと考えています．

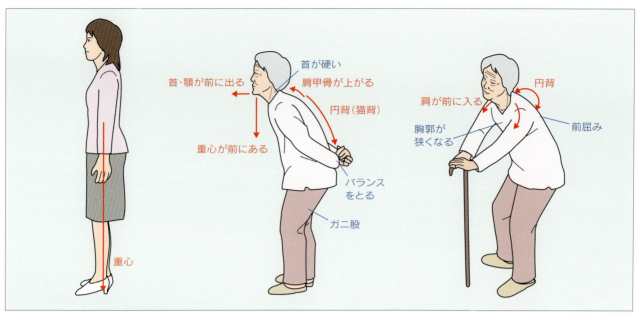

図8-5 姿勢によって下顎位は変化する．

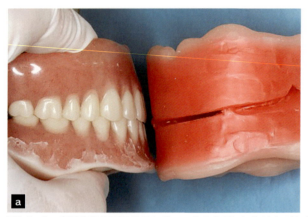
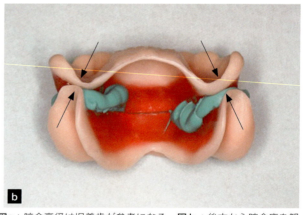

図8-6a，b　旧義歯や解剖学的ランドマークを参考にした咬合の決め方．図a：咬合高径は旧義歯が参考になる．図b：後方から咬合床を観察し，翼突下顎縫線とレトロモラーパッドの連続性を確認する（矢印）．

III. 咬合採得は食事時の姿勢

　咬合採得を行う際には，普段の食事環境に近い姿勢で行うのが推奨されます．いつもベッドで臥床していることが多い患者でも，食事時の姿勢をあらかじめ聴取しておき，その姿勢になるまでベッドを起こすことが重要です．

　とくに，無歯顎のように，残存歯による咬合支持がない場合，下顎位の誘導時には姿勢による影響が大きくなります（図8-4）．

　咬合採得時の患者の姿勢が良くないと，咬合床の動揺や下顎誘導の失敗など，術者側のエラーに繋がるので，術者が咬合採得を行いやすい状況を設定することがとても大切です．

　また要介護高齢者では，円背（猫背）となることも多く，頭位が不安定になりやすいので注意しましょう（図8-5）．さらにベッドを起こすことで身体的な痛みが生じやすい高齢者もいますから，詳細は割愛しますが，咬合採得を短時間で行えるように工夫することも重要です．

　コミュニケーションが困難な場合，とくに認知症や高次脳機能障害，難聴などを有する患者では，細かい指示を必要とする咬合採得は極めて困難です．

　咬合採得の際，無理に力を入れて下顎位を誘導しようとすると，拒否反応が生じて，診療そのものを行

ことができなくなることもあります．このような場合には，無理をせず，術者主体（歯科医師の診断結果）で旧義歯や解剖学的ランドマークを参考にしながら下顎位を決定します（図8-6）．

要介護高齢者での咬合採得の基本は，1回で終わらせようとせず，下顎位のズレがあれば，試適時にロウ義歯で咬合採得すれば良いと考えましょう．また，小な下顎位のズレは，完成義歯で容易に調整可能な咬合関係（フルバランス様リンガライズドオクルージョンなど）を付与することで対応します．

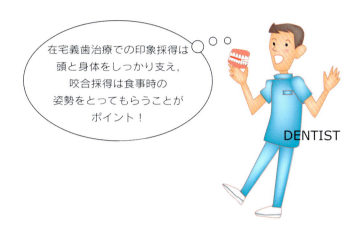

QUESTION.9
どうして患者は義歯を嫌がるのですか？

1. これだけある義歯だけは入れたくない理由

歯周炎や歯根破折などの理由で抜歯適応と診断し，患者と抜歯後の補綴相談をすると「義歯だけは入れたくない」と強い拒否反応を示されることがあります．また，部分床義歯を過去に製作しているにもかかわらず，「やっぱり義歯を入れたくない」との理由で欠損放置している患者もいます．

このような場合には，大規模なブリッジやインプラントを含めた治療オプションを検討しますが，無理な治療計画は術後のトラブルに繋がる恐れがあります（図9-1）．

そこで，なぜ義歯治療を拒否するのかをよく聞いてみると，なかには残存歯があるにも関わらず，「義歯＝全部床義歯」と誤解して拒否している患者もいます．

義歯治療を行う際には事前の説明を十分にしたつもりでも，患者はその内容を十分に理解できてはいないと考え，患者が何を心配しているのかを十分に聴取したうえで，誤解があるならそれを解き，さらに解決可能なこと，不可能なこと，術後予想されることについて患者に伝えることが重要なのです．

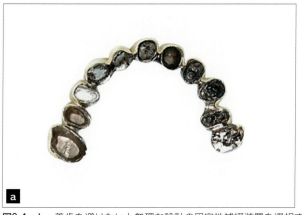
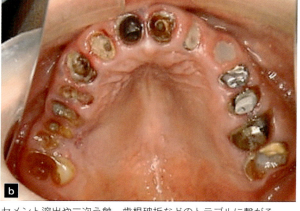

図9-1a, b　義歯を避けたいと無理な設計の固定性補綴装置を選択すると，セメント溶出や二次う蝕，歯根破折などのトラブルに繋がる．

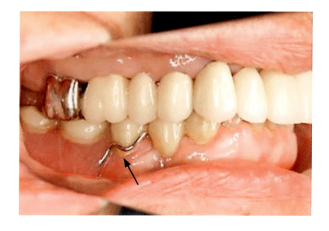

図9-2　インフラバルジ型のワイヤークラスプ（矢印）．肩の部分がないために目立たないが，クラスプ自体に把持作用がないので設計には注意が必要．

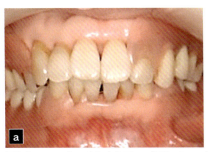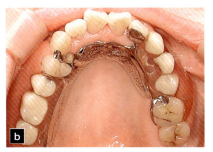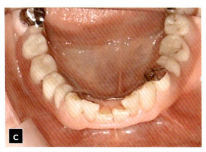

図9-3a〜c　ノンメタルクラスプデンチャーは審美的に有利だが，支持と把持はメタルフレームで確保する必要がある．基本的に金属床義歯に類似した設計とし，頰側に露出するクラスプのみを樹脂に置き換えるように考える．

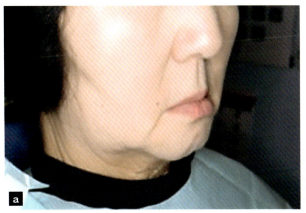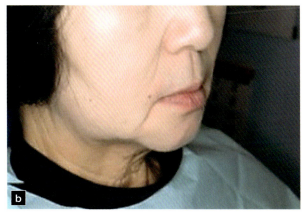

図9-4a, b　義歯を入れることで咬合高径とリップサポートが改善され，自然な顔貌が回復される．

II．審美的に受け入れられない

　クラスプの露出による審美性を理由に義歯を拒否されることも珍しくありません．患者自身が過去にクラスプ義歯を装着した経験のほかに，義歯を装着する家族や友人を見てそう感じていることも多いようです．

　審美性については，保険診療の範囲内でも設計の配慮である程度改善できます．キャストクラスプを遠心からかける，支台歯を形態修正する，把持面を多く設定し，維持腕を最小限に抑える，ワイヤークラスプを使用する，などが保険診療の範囲内で可能な工夫となります．

　とくに，前歯部および小臼歯部におけるインフラバルジ型のワイヤークラスプの使用は，患者の歯と口唇の位置関係によっては有効です（図9-2）．

　また保険外診療であれば，ノンメタルクラスプデンチャーや，マグネットなどのアタッチメントの使用が審美性の確保に有効です（P17・図3-4, 7参照）．

　ただし，審美的な維持装置が有効に機能するためには，動きの少ない義歯設計が不可欠です．適切な前処置を行い支持と把持を十分に確保することができてはじめて，維持装置を目立たせない設計に変更することができるのです．

　金属レストのないノンメタルクラスプデンチャーは安易に使用すると，満足に咀嚼が行えず結果的に義歯への不信を強めることにもなりかねないので，その適応には慎重に行うべきでしょう（図9-3）．

　義歯治療は歯だけでなく喪失した顎堤も義歯床で補う治療ですから，軟組織の緊張低下による老人様顔貌への対応が可能ですが，患者からすると可撤性義歯を装着すること自体を「老人となった」とイメージしてしまうこともあります．

　実際には咬合支持とリップサポートが回復されるので，患者の顔貌の審美性回復に繋がります．患者が「老け顔」を気にしているのならば，義歯のこの役割を説明すると良いでしょう（図9-4）．

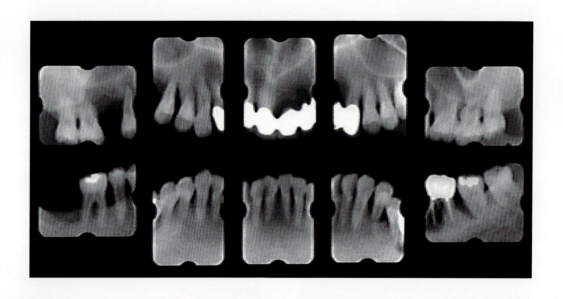
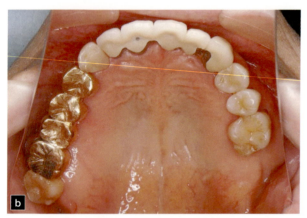
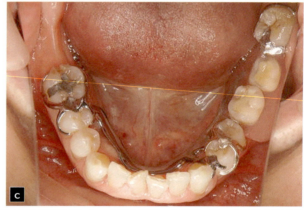

図9-5a〜c　図a：全顎的に水平性骨吸収が認められる．下顎左側第一・第二大臼歯は抜歯した．上顎右側第一小臼歯，第二大臼歯の動揺度は1，上顎右側第二小臼歯，下顎左側第二小臼歯の動揺度は2．図b：上顎右側第一小臼歯から第二大臼歯にブリッジによる一次固定を行った．犬歯誘導とし咬合に注意を払ったが片側での固定なので，頰舌的な回転に抵抗できない．上顎右側のブリッジの動揺は経年的に増加し，術後8年で抜歯となり，義歯を製作した．図c：下顎左側第一・第二小臼歯は骨吸収が大きいため，中間欠損だがブリッジは選択せずに両側性義歯による二次固定を行った．間接支台装置が頰舌的な回転を抑制する．術後10年経過したが動揺の増加は認められない．

III. 機能的に受け入れられない

　義歯の使用経験があるものの，「噛めない」「違和感が強い」などの理由で使用をやめてしまった患者もいます．機能的に満足できなくても，「義歯はこんなもの」と歯科医師から説明を受けて使用を諦めることも多いようです．

　痛みがなく，しっかり噛める義歯を製作するためには，術前の検査，研究用模型での設計，適切な前処置，印象採得，咬合採得，試適，調整のどのステップも省略できませんが，実際には保険診療の制約もあり十分に行われていないことも珍しくありません．

　しかし可能な限り正しい手順を遵守して動きの少ない義歯を製作することで，咀嚼機能の回復を図れることを説明し，患者の不安を取り除きましょう．

　残存歯の配置や咬合状態によっては，インプラントの部分床義歯への応用（IARPD：Implant Assisted Removal Partial Denture）も選択肢に入れましょう．

　とくに下顎遊離端欠損症例においては，少数のインプラントを遠心の支持に活用することで遊離端欠損を中間欠損に改変し，義歯の沈下を防止し，痛みのない噛める義歯を製作することも可能になります．

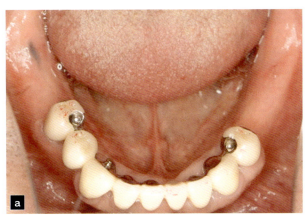
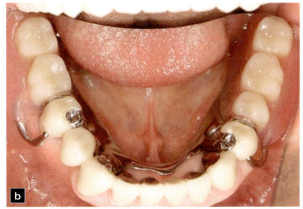

図9-6a, b 支持と把持を重視した適切な設計の義歯は，弱い維持力でも歯列と一体化されて動かない．

　また，すでに口腔内にインプラントがある症例では，上部構造をヒーリングキャップなどに交換することで，強力な支持要素として活用できます．全部床義歯の場合には，少数のインプラントをアタッチメントとして利用するオーバーデンチャー（IOD：Implant Over Denture）とすることで，動きの少ない義歯を製作することができるのです．

　少数のインプラントを応用した可撤性義歯は，固定性のインプラント補綴よりも経済的・身体的な負担が少なく，経年的な口腔内の変化にも対応しやすい補綴方法で，とくに高齢患者に適した治療法と考えられます．

IV. 取り扱いに手間がかかる

　義歯を拒否する理由として，「着脱するので取り扱いが面倒だ」と考えている患者もいます．しかし実際には，固定性のとくに大型のブリッジのほうがメンテナンスは困難なのです．

　ブリッジの場合，支台歯の下部鼓形空隙とポンティック下の清掃が必須ですから，空隙の大きさに合わせた複数の歯間ブラシや専用フロスなどの補助器具が必要になります．

　それに対して可撤性義歯は口腔外で洗浄可能で，残存歯の清掃も容易です．歯が欠損してしまった理由を含めて考えると，セルフケアの能力によっては可撤性義歯のほうが適している患者も多くいるのです．

　このように義歯の清掃法についての知識が不足しているために，なんとなく面倒そうだというイメージを持っている患者には，義歯治療のメリットとケアの方法についてあらかじめ納得が得られるまで説明しておきましょう．

V. 残存歯に負担がかかる

　「義歯を入れるとバネをかけた歯が1本ずつだめになっていく」という経験から，義歯よりも無理にでもブリッジにするか，いっそのこと何も入れないほうが良いという意見も患者から聞くことがあります．

　これは，患者だけでなく歯科医師も抱く不安です．この不安（歯が1本ずつだめになっていくかもしれない）を払しょくするためには，歯科医師が支台歯に負担をかけず，咬合力を支台歯と粘膜に分散して義歯の動揺を防ぐための，リジッドな義歯の設計を行うことです．

　剛性のあるメジャーコネクターの使用，間接支台装置の設定，維持よりも支持と把持の重視，床面積の適切な拡大などの，義歯設計の原則を遵守しましょう．

　適切に設計された義歯は，残存歯を二次的に固定できることでむしろ欠損の拡大を遅らせることにも繋がります．

　しかし，遊離端欠損はもちろんのこと，中間欠損であっても，直線上に配置された支持様式だと頬舌的な回転力がかかるので，支台歯の負担が大きくなります．

　そこで歯列の両側にまたがるクロスアーチ固定が支台歯の保護に有効なのですが，ロングスパンブリッジ

で行う一次固定だと非常に侵襲の大きい治療となってしまいます．また一次固定の場合，支台歯のどこかにトラブルが発生するとその影響が補綴装置全体に及びます．

それに対して，義歯による二次固定はブリッジと比較して容易で，残存歯のトラブルに対応しやすいというメリットがあります（**図9-5**）．

つまり，可撤性義歯は，固定性の補綴装置と比較すると機能回復や審美性の点で不利なのですが，設計や前処置の工夫で改善できる部分も多くあるのです（**図9-6**）．

また，予知性の低い歯がある場合の口腔状況の変化への追従性や，セルフケアが困難になった場合の対応の容易さといった点においても，メリットの多い治療法です．

欠損補綴の治療として，患者にとって可撤性義歯が有効だと考えられる症例では，まず保険診療の枠にとらわれずに，治療法の長所と短所をわかりやすく患者に伝えることから始めてみましょう．

義歯治療の予後には患者の神経症傾向（ストレスや不安に対する対応の違い）が関連しているという報告[1,2]がありますが，一般的にも治療への不安を取り除くことは良好な治療結果に繋がると考えられます．

とくに研修医や臨床経験が浅い歯科医師は，エビデンスに基づいて正しい情報を伝えなくては，という思いが強いために可撤性義歯のデメリットを必要以上に強調してしまう傾向があるように思われます．これでは患者のための治療でなく，術者のための治療になってしまいます．

不安の強い患者に対して，その予後の反応が心配なのはわかりますが，多くの情報を一度に伝えようとせず，患者に「まずは一度しっかりと義歯をつくってみませんか」と提案することも大切な配慮なのです．さまざまな治療オプションはあとから検討することもできるのです．

参考文献

1. Al-Omiri MK1, Karasneh J.Relationship between oral health-related quality of life, satisfaction, and personality in patients with prosthetic rehabilitations. 2010；J Prosthodont. 19（1）：2‐9．

2. Soeda H, Sato Y, Yamaga E, Minakuchi S.A structural equation model to assess the influence of neuroticism on oral health-related quality of life in complete denture wearers. 2017；Gerodontology. 34（4）：446‐454.

治療のオプションはあとから検討することもできる．必要以上にデメリットを強調するのではなく，「義歯による治療」を提案することも必要だ！

DENTIST

研修医も歯科衛生士も
知っておきたい義歯の知識

Part 2

QUESTION.10

骨粗鬆症，口腔疾患，全身疾患があっても義歯治療はできるのですか？

I. 薬剤関連顎骨壊死を引き起こす可能性のある薬剤

骨粗鬆症，口腔疾患，全身疾患があっても，義歯治療はもちろん行えます．ただし，その前に知っておかなければならないこと，やっておかなければならないことがあります．

まず褥瘡性潰瘍に起因する顎骨壊死に注意が必要です．ビスフォスフォネート製剤関連顎骨壊死（BRONJ：Bisphosphonate related osteonecrosis of the jaw）という単語を耳にされた読者も多いと思います．

ビスフォスフォネート製剤とは破骨細胞の働きを抑制し，骨吸収を阻害する薬剤で，骨粗鬆症の患者や骨転移を起こす悪性腫瘍の患者に用いられています．

2003年には初めて，ビスフォスフォネート製剤を使用していた患者に顎骨壊死が生じたことが報告されました[1]．さらに最近になって，ビスフォスフォネート製剤と同様に骨吸収抑制作用のある抗RANKLモノクローナル抗体（デノスマブ）や，血管新生を抑制する抗血管内皮増殖因子抗体（抗VEGF抗体：ベバシズマブ）でも顎骨壊死が発生することが報告されています[2]．

このことから，かつてビスフォスフォネート製剤関連顎骨壊死（BRONJ）といわれていた顎骨壊死は，薬剤関連顎骨壊死（MRONJ：Medication-related osteonecrosis of the jaw）と呼ばれるようになってきました．

表10-1は薬剤関連顎骨壊死を引き起こす可能性のある薬剤のリストです．

表10-1 代表的な骨修飾薬のリスト

分類	一般名	商品名	剤形
ビスフォスフォネート製剤	エチドロン酸二ナトリウム	ダイドロネル®	錠剤
	パミドロン酸二ナトリウム	アレディア®	注射
	アレンドロン酸ナトリウム水和物	テイロック®	注射
		フォサマック®	錠剤
		ボナロン®	錠剤，経口ゼリー，注射
	リセドロン酸ナトリウム水和物	ベネット®	錠剤
		アクトネル®	錠剤
	ミノドロン酸水和物	リカルボン®	錠剤
		ボノテオ®	錠剤
	イバンドロン酸ナトリウム水和物	ボンビバ®	錠剤，注射
	ゾレドロン酸水和物	ゾメタ®	注射
		リクラスト®	注射
抗RANKLモノクローナル抗体	デノスマブ	ランマーク®	注射
		プラリア®	注射
抗VEGF抗体	ベバシズマブ	アバスチン®	注射

研修医も歯科衛生士も知っておきたい義歯の知識

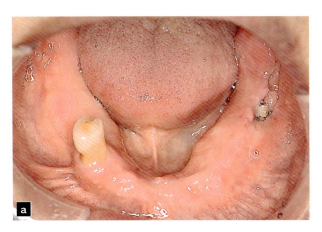
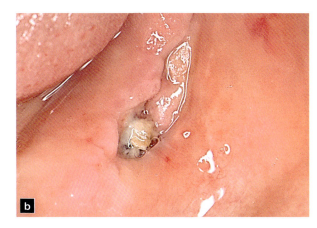
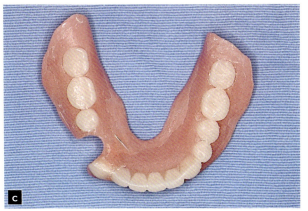
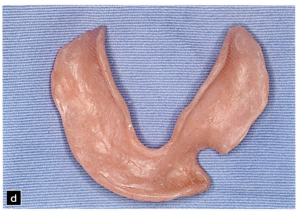

図10-1a〜d ステロイド性骨粗鬆症の患者に生じた薬剤関連顎骨壊死．使用していた義歯はクラスプのない不適切な設計・形態のものであり，適合も悪い状態であった．義歯にレストがないため，咬合力によって義歯が沈下し，左側臼歯部粘膜面に義歯による強いあたりが生じ，義歯性口内炎から顎骨壊死が生じたものと考えられる．不潔な口腔内環境も顎骨壊死の発生を助長する一因となる．

II．注意するべき全身疾患

前述のとおり，薬剤関連顎骨壊死（MRONJ）を引き起こす可能性のある薬剤を使用する主な疾患は，骨粗鬆症や，骨転移を起こす悪性腫瘍です．

骨粗鬆症については，加齢による骨粗鬆症に加えて，ステロイド剤使用によるステロイド性骨粗鬆症もあります．

また悪性腫瘍も高齢者においては，骨転移による病的骨折を起こす可能性があるため，骨折によるQOLの著しい低下を防ぐ意味でもビスフォスフォネート製剤などの骨修飾薬が用いられています．

なおステロイド性骨粗鬆症については，リウマチ性疾患（関節リウマチなど）や間質性肺炎などに対してステロイドを服用した場合，骨折のリスクが高くなることがあります．そのため，ステロイドと併用して骨修飾薬を使用している可能性があり，注意が必要です．

図10-1はステロイド性骨粗鬆症の患者に生じた薬剤関連顎骨壊死の症例です．

この患者は，間質性肺炎の治療のため，免疫抑制剤，ステロイドとビスフォスフォネート製剤の服用に加えて，不適合な義歯を長らく使用していたところ，左側の顎堤に顎骨壊死が生じたと考えられます．このように，侵襲的な処置を受けていなくても，薬剤関連顎骨壊死が生じることがあるのです．

図10-2は左側犬歯，第一小臼歯の自然脱落後に薬剤関連顎骨壊死を生じた症例です．患者は前立腺癌の既往があり，かつてデノスマブ（ランマーク®）を投与されていましたが，脱落時には骨修飾薬を服用していませんでした．

この症例のように，現在，骨修飾薬の使用がなく，抜歯などの外科的侵襲も加わっていなくても薬剤関連顎骨壊死が生じる患者もいます．

65

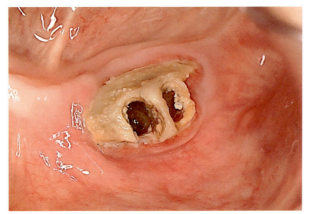

図10-2 自然脱落後に顎骨壊死を生じた症例。この患者にはかつてデノスマブ使用の既往があった。

III. 骨修飾薬使用患者の抜歯は可能か？

義歯を製作するにあたって，予後不良の歯や義歯設計のうえで不都合な歯が残存していると，咬合平面の不正，残存歯の動揺，顎堤のアンダーカットなどの影響で義歯治療の成功を妨げることがあります．

骨修飾薬を使用している患者でも，必要以上の侵襲的歯科治療は推奨されませんが，抜歯が必要な場面は多くあるでしょう．

侵襲的歯科治療に際して，顎骨壊死発生の予防目的で骨修飾薬の休薬をすることの必要性については多くの議論があります．

「顎骨壊死検討委員会ポジションペーパー2016」[3]は休薬の必要性を検討していますが，その内容によると，骨修飾薬の休薬が顎骨壊死を予防するか否かについては不明とし，また，日本骨粗鬆症学会が行った調査結果では，骨粗鬆症患者においてビスフォスフォネート製剤を予防的に休薬しても顎骨壊死発生は減少せず，さらにビスフォスフォネート製剤の休薬により骨粗鬆症患者での症状悪化，骨密度低下および骨折の発生率は増加したとされています[4〜6]．

米国歯科医師会の見解では，骨粗鬆症患者における薬剤関連顎骨壊死の発生頻度は最大に見積もっても0.1％程度であること，骨修飾薬治療における骨折予防の有益な効果は，薬剤関連顎骨壊死発生のリスクを上回っていること，また骨修飾薬の休薬は薬剤関連顎骨壊死発生を減少させる可能性は少なく，むしろ骨折リスクを高めて，負の効果をもたらすとされています．

そして，これらの背景をEBMの観点に基づいて論理的に考えると，侵襲的歯科治療前のビスフォスフォネート製剤休薬を積極的に支持する根拠に欠けるとしています[3]．

つまり骨修飾薬を投与されている患者に，止むを得ず侵襲的歯科治療を行う場合には，徹底した感染予防処置を行い，基本的には休薬をしないで処置を進めるのが妥当でしょう．

またこの際には医科と歯科が綿密に連携し，患者に対する十分なインフォームドコンセントを行って，患者の不利益とならないような配慮が必要です．

さらに将来，薬剤関連顎骨壊死症例の蓄積と詳細な検討が行われ，ポジションペーパーの内容の変更があるかもしれませんので，つねに最新の知識を収集する努力も必要です．

IV. 医科への対診におけるポイント

医科への対診において確認しなければならない情報として以下のものが挙げられます．

1 現在の全身状態，各種検査結果

骨粗鬆症のみではなく，そのほかの全身疾患のコントロール状態を把握することは重要なことです．

血液検査などの検査結果からは，問診で得られなかった情報を得られることがあります．疾患のコントロール状態が不良の場合，侵襲的歯科治療の延期も検討しましょう．

2 服薬状況

薬の種類，投与量および投与期間を確認します．抗がん剤，副腎皮質ステロイド，エリスロポエチン，血管新生阻害剤，チロシンキナーゼ阻害剤などは薬剤関連顎骨壊死のリスク因子となる可能性があります．

一方，骨粗鬆症治療薬のなかには，顎骨壊死を起こすことがない薬剤（活性型ビタミンD製剤，カルシウム薬など）もありますから，どのような骨粗鬆症治療薬を使用しているのか確認しましょう．

なお，お薬手帳には注射薬の記載はありません，注意してください．

❸侵襲的歯科治療をするのに適切な時期

病的骨折のリスク，薬の生体内での半減期などを加味して，歯科治療の時期や内容を検討します．

たとえば，デノスマブの血中半減期は約1か月です

から，可能ならばプラリア®投与直後の侵襲的歯科治療は避けるのが妥当でしょう．

❹そのほかの注意事項

出血，易感染性，感染性心内膜炎のリスク，顎骨への放射線照射の既往歴，薬剤アレルギーなどを確認します．

参考文献

1. Marx RE. Pamidronate(Aredia)and zoledronate(Zometa)induced avascular necrosis of the jaws：a growing epidemic. 2003；J Oral Maxillofac Surg. 61(9)：1115‐1117.
2. Guarneri V, Miles D, Robert N, Dieras V, Glaspy J, Smith I, Thomssen C, Biganzoli L, Taran T, Conte P. Bevacizumab and osteonecrosis of the jaw：incidence and association with bisphosphonate therapy in three large prospective trials in advanced breast cancer. 2010；Breast Cancer Res Treat. 122(1)：181‐188.
3. 米田俊之，萩野 浩，杉本利嗣ほか．骨吸収抑制薬関連顎骨壊死の病態と管理．顎骨壊死検討委員会ポジションペーパー2016．2016；1‐16.
4. Taguchi A, Shiraki M, Tsukiyama M, Miyazaki T, Soen S, Ohta H, Nakamura T, Orimo H. Impact of Osteonecrosis of the Jaw on Osteoporosis Treatment in Japan：Results of a Questionnaire-Based Survey by the Adequate Treatment of Osteoporosis(A-TOP) Research Group. 2015；Calcif Tissue Int. 97：542‐550.
5. Taguchi A, Shiraki M, Sugimoto T, Ohta H, Soen S. Lack of cooperation between physicians and dentists during osteoporosis treatment may increase fractures and osteonecrosis of the jaw. 2016；Curr Med Res Opin. 32：1261‐1268.
6. Curtis JR, Westfall AO, Cheng H, Delzell E, Saag KG. Risk of hip fracture after bisphosphonate discontinuation：implications for a drug holiday. 2008；Osteoporos Int. 19：1613‐1620.

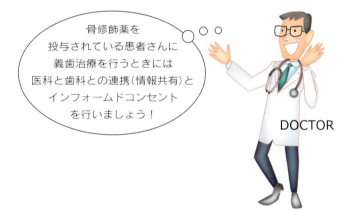

QUESTION.11

義歯や人工歯にもプラークが付くのですか？

I. 金属床はレジン床よりプラーク（汚れ）が付きにくい

　プラークに代表される義歯の汚れは，義歯の表面に吸着した唾液中のタンパク（ムチンなど）に，口腔内の細菌が付着し成熟したものです．

　この義歯へのムチンなどの吸着しやすさ，細菌の付着しやすさは，義歯に使用される材料の種類によって異なります．義歯床用材料として広く使用されているアクリルレジンは，金属材料よりもプラークが付着しやすい傾向があります（図11-1）[1]．

　では，金属ならばプラークがまったく付かないのでしょうか？　そのようなことはなく，実は部分床義歯のメタルクラスプは，プラークの温床となることが指摘されています（図11-2）．患者にはこの部分の清掃を忘れないように指導しましょう[2]．

　プラークの付きやすさに影響するもう1つの要因は，義歯床の表面にある細かい凹凸，つまり表面の粗造さです．

　義歯床の表面の粗造さが大きいほど，細菌の付着が強くなり，除去しにくくなるのです（図11-3）[3]．

　同じ研磨方法を用いた場合でも，加熱重合レジンと比べて常温重合型レジンは研磨しにくく，表面の粗造さが大きくなる傾向があります（図11-4）[4]．

　そのため常温重合レジンで義歯修理を行った部分は，汚れが付きやすくなるため注意が必要です．また同じアクリルレジンでも，CAD/CAMで製作された義歯は，従来の方法で製作された義歯と比較してプラークなどの汚れが付きにくく[5]，口腔衛生にとって有益であることが期待されています．

　最近，多く製作されているノンメタルクラスプデンチャーですが，使用される樹脂はアクリルレジンと比較して表面硬さが低く，長期使用による面荒れが問題となります．チェアーサイドでは研磨が難しい材料もあるので，衛生面での注意が必要です．

II. リライン材の劣化・接着の剥がれに注意

　軟質リライン材や粘膜調整材（ティッシュコンディショナー）は，義歯洗浄剤などからの影響を受けやすく，義歯床用レジンと比較しても早く劣化して，表面が粗

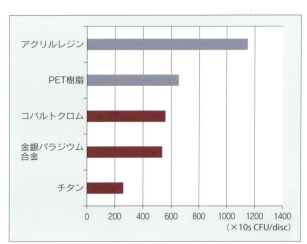

図11-1　プラークの付着量．レジン床（アクリルレジン，PET樹脂）は金属床（コバルトクロム，金銀パラジウム，チタン）よりプラークが付着しやすい（参考文献1より引用改変）．

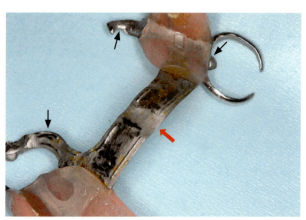

図11-2　パラタルバーの内面（赤矢印）だけでなく，メタルクラスプの内面など（黒矢印）にもプラークが付着しやすい．

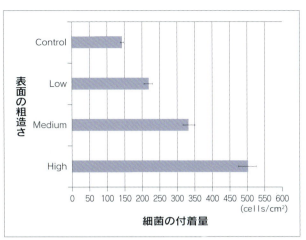

図11-3 表面が粗造になるほど細菌が付着しやすくなる（参考文献3より引用改変）．

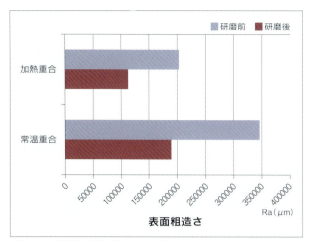

図11-4 常温重合型レジンは，加熱重合レジンよりも研磨しにくく表面が粗造になりやすい（参考文献4より引用改変）．

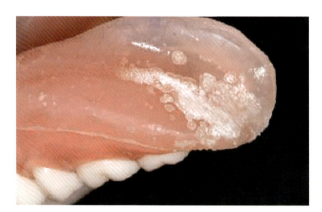

図11-5 軟質リライン材の粗造となった表面に付着したプラーク．

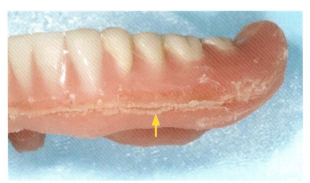

図11-6 義歯床（アクリルレジン）とシリコーン系軟質リライン材の接着部分の剥がれ（矢印）．

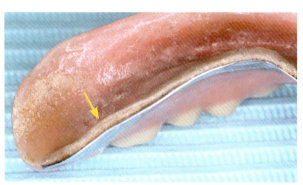

図11-7 金属床と硬質リライン材の接着部分の剥がれ（矢印）．

造になります（**図11-5**）．

　また，義歯性口内炎（*Candida albicans*の感染などで生じる義歯床下粘膜の炎症）に罹患している患者のほうが，軟質リライン材の面荒れが進みやすいとされています[6]．

　つまり，口腔衛生状態が悪いほど軟質リライン材料の劣化が進み，さらにプラークなどの汚れが付着しやすい義歯になってしまうという悪循環が生じるのです．軟質リライン材に付着したプラークは除去することが難しいので，とくに注意が必要です．

　リライン材だけではなく，接着しているアクリルレジンも長期の使用にともなって劣化していくために，義歯床とリライン材の接着は弱くなっていきます．とくに，物性が大きく異なる材料同士を接着した部分は，長期使用によって接着が剥がれるリスクが大きい部分です．

　たとえば，義歯床（アクリルレジン）とシリコーン系軟質リライン材の接着部分（**図11-6**），金属床と硬質リ

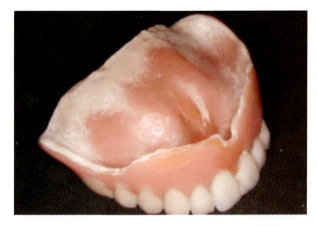

図11-8 粘弾性が失われ表面が粗造になった粘膜調整材.

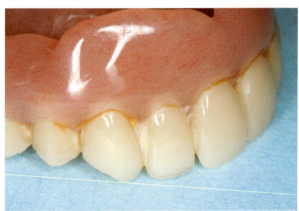

図11-9 人工歯の歯間乳頭部や，人工歯の歯頸部と義歯床用レジンの接合部分は食渣（食べ物のカス）が停滞しやすい．

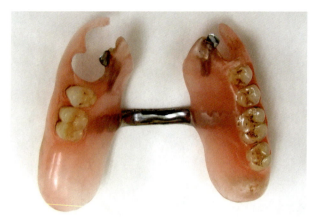

図11-10 人工歯咬合面の小窩裂溝部も清掃がおそろかになりやすい．

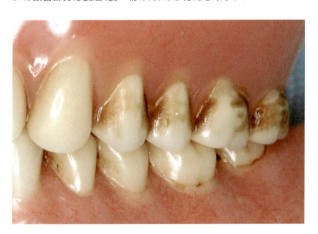

図11-11 人工歯の表面が粗造になっていると，プラークが付きやすくなる．

ライン材の接着部分（図11-7）は，長期使用によって剥がれてしまうといったトラブルが頻発します．

一度，接着が剥がれてしまうと，プラークが蓄積する原因となるので，患者の義歯を定期的に観察して接着した部分が剥がれていないか確認しましょう．

プラークなどの汚れが一番付きやすい床用材料は，劣化した粘膜調整材です．粘膜調整材は，可塑剤が溶け出すにつれて硬くなるとともに，表面が粗造になります（図11-8）．義歯洗浄剤の影響でも劣化が早く進みます．

しかし，汚れが付着しやすい材料ではあっても，一時的な使用を前提としたものであるため，材料の劣化を気にするよりも，きちんとした清掃指導に重点をおくべきでしょう．

Ⅲ．人工歯も粗造になると汚れが付きやすい

人工歯の歯間乳頭部や，人工歯の歯頸部と義歯床用レジンの接合部分は，凹凸が多い形態であるため食渣が停滞しやすく，清掃が難しい部位のひとつです（**図11-9**）．また人工歯咬合面の小窩裂溝部も清掃がおろそかになりやすいため注意が必要です（**図11-10**）．

人工歯自体は，十分に管理された工場で製作されているため，義歯床用レジンと比較して一般的に汚れが付きにくい材質になっています．日常の臨床で広く使用されている硬質レジン人工歯は，架橋密度が高く，高密度に無機フィラーが添加され，汚れが付きにくいよう製品の改良が重ねられています．

しかし，高密度に無機フィラーが添加されている硬質レジン人工歯であっても，有機物であるレジンの成分は，飲食物や義歯洗浄剤によって，わずかずつですが劣化し，表面の硬さが低下します[7]．表面の硬さが低下した人工歯は，ブラシによる不適切な清掃など，物理的な摩耗によって表面が粗造になることもあります．

義歯床用レジンと同様に，人工歯も表面の粗さとプラークの付きやすさには密接な関係があるため，定期的に人工歯の咬合面以外を研磨することは，プラークの付着を抑制するうえで有効なことが示されています[8]．義歯の清掃指導を行っても人工歯の歯頸部などにプラークが残っている場合は，人工歯の表面が粗造になっている可能性があります（**図11-11**）．義歯の清掃方法を確認するだけでなく，粗造になった人工歯の表面を研磨することでプラークが付きにくくなることがあります．

また，一部の義歯洗浄剤に含まれている次亜塩素酸は，洗浄効果が強いため長期間洗浄を繰り返すことによって人工歯も劣化することが報告されています[9]．人工歯の劣化が目立つ場合は，次亜塩素酸を含む義歯洗浄剤の洗浄時間を短くする，もしくはほかの義歯洗浄剤への変更を検討する必要があります．

参考文献

1．Li J, Hirota K, Goto T, Yumoto H, Miyake Y, Ichikawa T. Biofilm formation of Candida albicans on implant overdenture materials and its removal. 2012；J Dent.Aug；40(8)：686-692.

2．Mengatto CM, Marchini L, Bernardes LA, Gomes SC, Silva AM,Rizzatti-Barbosa CM. Partial denture metal framework may harbor potentially pathogenic bacteria. 2015；J Adv Prosthodont. 7(6)：468-474.

3．Jackson S, Coulthwaite L, Loewy Z, Scallan A, Verran J. Biofilm development by blastospores and hyphae of Candida albicans on abraded denture acrylic resin surfaces. 2014；J Prosthet Dent. 112(4)：988-993.

4．Berger JC, Driscoll CF,Romberg E, Luo Q, Thompson G. Surface roughness of denture base acrylic resins after processing and after polishing. 2006；J Prosthodont. 15(3)：180-186.

5．Al-Fouzan AF, Al-Mejrad LA, Albarrag AM. Adherence of Candida to complete denture surfaces in vitro:A comparison of conventional and CAD/CAM complete dentures. 2017；J Adv Prosthodont. 9(5)：402-408.

6．Valentini F, Luz MS, Boscato N, Pereira-Cenci T. Surface Roughness Changes in Denture Liners in Denture Stomatitis Patients. 2017；Int J Prosthodont. 30(6)：561-564.

7．Neppelenbroek KH, Kuroishi E, Hotta J, Marques VR, Moffa EB, Soares S, Urban VM. Surface properties of multilayered, acrylic resin artificial teeth after immersion in staining beverages. 2015；J Appl Oral Sci. 23(4)：376-382.

8．Barreto JO, de Alencar-Silva FJ, Oliveira VC, Silva-Lovato CH, Silva PG, Regis RR. The Effect of a Continuous Mechanical Polishing Protocol on Surface Roughness, Biofilm Adhesion, and Color Stability of Acrylic Resin Artificial Teeth. 2018；J Prosthodont. Jun. doi：10.1111/jopr. 12925.［Epub ahead of print］

9．Neppelenbroek KH, Kurokawa LA, Procópio AL, Pegoraro TA, Hotta J, Mello Lima JF, Urban VM. Hardness and surface roughness of enamel and base layers of resin denture teeth after long-term repeated chemical disinfection. 2015；J Contemp Dent Pract. 16(1)：54-60.

QUESTION.12

入れ歯安定剤とは何ですか？

I. 入れ歯安定剤を使っても良いですか？

　義歯安定剤は，「粘着タイプ」と「密着タイプ」の２種類があります（**図12-1**）．「粘着タイプ」は，唾液など口腔内の水分を吸収してゲル状になり粘着性が増すことで，義歯の維持を高めるものです．

　口腔粘膜に粘着する仕組みは，口内炎などに使用する口腔用軟膏が粘膜に付着する仕組みと似ています．製品には，「クリーム」と「パウダー」があり，「クリーム」のほうが「パウダー」よりも唾液に流されにくく，粘着力も強い傾向があります．

　「密着タイプ」は，製品に「クッション」と表記されていることが多く，粘着性がないパテ状の製品です．義歯と顎堤粘膜のすきまを埋めることで，義歯の安定を高めます．

　「粘着タイプ」は，口腔乾燥症など義歯の適合が良くても十分な維持が得られない症例，あるいは鉤歯を抜歯して義歯が脱離しやすい症例などが適応と考えられています．

　一方，「密着タイプ」は，すぐに歯科を受診することができない場合に，義歯の安定をわずかでも改善し，食形態を維持したい場合での使用が考えられています．

　どちらの製剤も，ごく少量で短期間であれば，使用しても良いと思いますが，使用する量が増えてきたら，咬合調整とリラインが必要です．

II. 義歯安定剤使用後の清掃が大切

　「粘着タイプ」の義歯安定剤は，少しずつ唾液中に溶け出すため，粘着力が弱くなっていきます．しかし，義歯を外したあとも義歯床下粘膜に残留して，洗口するだけでは完全に除去することはできません（**図12-2**）[1]．

　義歯床下粘膜に残留した材料は，口腔衛生状態を悪化させる原因となる可能性があるので，必ず除去するように指導しましょう．義歯床下粘膜に残留した材料を除去することは容易ではありませんが，水で湿らせたガーゼなどで拭き取る方法が有効です．

　また，使用後の義歯の表面にも材料が残留していますから（**図12-3**），そのまま義歯洗浄剤に浸漬しても，残留した材料は除去できずに[2]，汚れの原因となります．患者には必ず義歯の表面に残留した材料を拭き取ったのちに，義歯の清掃を行うように指導します．

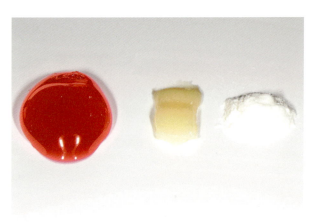

図12-1　図中左から「密着タイプ」「粘着タイプのクリーム」「粘着タイプのパウダー」．

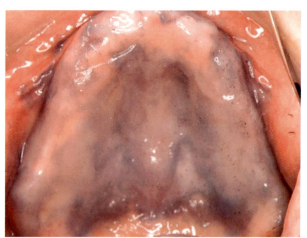

図12-2　クリームタイプの義歯粘着剤を使用すると，含嗽後も口腔内に残留する（この図は見やすくするために残留部分を青色に染色している）．

研修医も歯科衛生士も知っておきたい義歯の知識

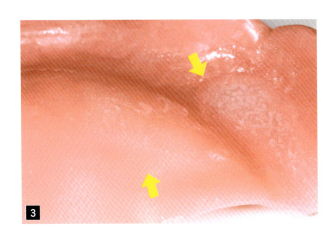

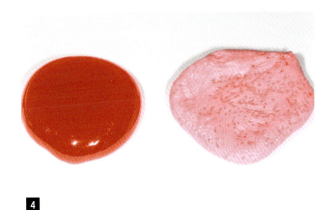

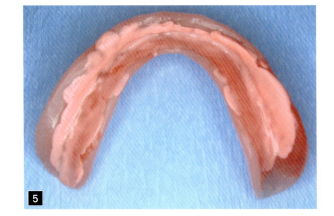

図12-3 義歯に残留したクリームタイプ義歯安定剤は，義歯洗浄剤の洗浄では除去できない（矢印）．
図12-4 チューブから出した直後の密着タイプの義歯安定剤（図中左）と浸漬したのちの義歯安定剤（図中右）．表面が粗造になり，硬くなっている．
図12-5 密着タイプの義歯安定剤にさらに新しい安定剤を重ねて使用したため，咬合高径に誤差が生じた義歯．

「密着タイプ」は，時間が経つにつれて弾力が失われて硬くなり，義歯床から剥がすことが難しくなります（**図12-4**）[3]．

硬くなった材料は，ぬるま湯で温めると少し軟らかくなり，剥がしやすくなります．

また古い密着タイプの義歯安定剤にさらに新しい安定剤を重ねて使用した場合，咬合高径や咬合関係に誤差が生じる可能性が高く，口腔衛生上も問題となります（**図12-5**）．必ず毎日義歯床から剥がし，義歯の清掃を行うことが大切です．

参考文献

1. Sato Y, Kaiba Y, Hayakawa I. Evaluation of denture retention and ease of removal from oral mucosa on a new gel-type denture adhesive. 2008；Nihon Hotetsu Shika Gakkai Zasshi. 52（2）：175-182.
2. Harada-Hada K, Hong G, Abekura H, Murata H. Evaluation of the efficiency of denture cleaners for removing denture adhesives. 2016；Gerodontology. 33（4）：453-460.
3. Tanimoto H, Akiba N, Nakamura T, Zhao H, Suzuki H, Uno A, Uo M, Minakuchi S. An objective estimation of the removability of three home reliners. 2017；Dent Mater J. 36（3）：309-318.

QUESTION.13
入れ歯安定剤を誤って飲み込んでしまいました．大丈夫でしょうか？

1．成分は食品添加物，口腔用医薬品，歯磨剤などと同じ

「粘着タイプ」の義歯安定剤の粘着成分は，食品添加物，口腔用医薬品，歯磨剤などに使用されているものと同じであるため，溶け出した材料を少量飲み込んでも心配いりません．

ただし，嚥下障害を持つ高齢者に対しては，溶け出した材料によって唾液の粘度が高くなる可能性があるので，使用しないほうが望ましいでしょう．

また，造影剤（硫酸バリウム）と反応して粘着力が変化してしまい，胃透視検査（上部消化管エックス線検査）に影響が出る場合があることが指摘されています．

したがって，胃透視検査の前には使用しないように指示しておきましょう[1]．

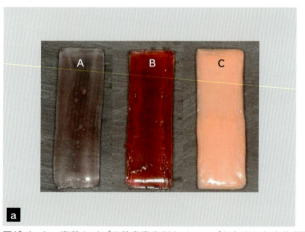 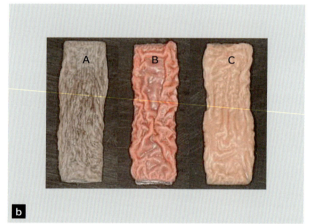

図13-1a, b　密着タイプの義歯安定剤をチューブから出した直後（図a）と24時間水に浸漬したもの（図b）．密着タイプの義歯安定剤は吸水すると体積が増えて，硬くなる（Tanimoto H, Akiba N, Nakamura T, Zhao H, Suzuki H, Uno A, Uo M, Minakuchi S. An objective estimation of the removability of three home reliners. 2017；Dent Mater J. 36（3）：309-318. より許可を受けて転載）[2]．

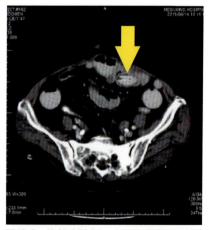 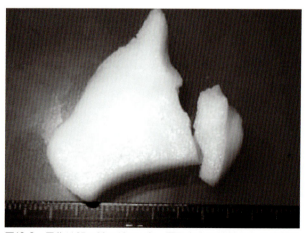

図13-2　腹部造影CT．左下腹瘢直下に拡張した小腸とカニ爪状で32×16mm大の腸管内異物像（矢印）を認めた（津田一郎，松井博紀，柴崎 晋，戸井博史，中村貴久，長谷泰司．腹腔鏡補助下に解除した義歯安定剤誤飲によるイレウスの1例．2013；北外誌．58（1），36-39. より許可を受けて転載）[4]．

図13-3　異物は35×30×16mm大，扁平白色で弾性ともろく割れる性質があった（津田一郎，松井博紀，柴崎 晋，戸井博史，中村貴久，長谷泰司．腹腔鏡補助下に解除した義歯安定剤誤飲によるイレウスの1例．2013；北外誌．58（1），36-39. より許可を受けて転載）[4]．

「密着タイプ」の義歯安定剤は，チューインガムと同じような成分でできており，義歯からはみ出して，ちぎれた材料を少量飲み込んでも心配いりませんが，水に溶けず，吸水するほど体積が増える材料なので(**図13-1**)，嚥下障害を持つ高齢者が喉に詰まらせる可能性を考えると，このような患者には使用するべきではないでしょう．

Ⅱ．大量に飲み込んでしまった場合は医療機関を受診

亜鉛を含有したクリームタイプの義歯安定剤を過剰に使用したことによって神経障害が生じた症例が報告された[3]ことから，日本国内でも亜鉛を含有した義歯安定剤が販売されなくなったため，中毒の心配はほとんどありません．

しかし，極めて稀な例ですが，誤飲した義歯安定剤が腸管内で固まり，回腸内で停滞したことでイレウス(腸閉塞)を発症した報告があります(**図13-2, 3**)[4]．

口のなかが気持ち悪いなど，違和感が残る場合は，口をゆすぐ，口のなかを拭き取るなどしたのちに，水または牛乳などを飲んで様子を診ます．

チューブの半分程度など，大量に飲み込んでしまった場合や，喉やお腹などに異常が続く場合は，医療機関を受診するように指導してください．

参考文献
1. 本多一磨，原田美香，水草 喬，三宅美規，田中秀明，松井優幸．胃透視時のバリウムに影響を及ぼす入れ歯安定剤の検証と対策．陶生医報2014；29：51-54．
2. Tanimoto H, Akiba N, Nakamura T, Zhao H, Suzuki H, Uno A, Uo M, Minakuchi S. An objective estimation of the removability of three home reliners. 2017；Dent Mater J. 36(3)：309-318．
3. Prasad R, Hawthorne B, Durai D, McDowell I. Zinc in denture adhesive：a rare cause of copper deficiency in a patient on home parenteral nutrition. BMJ Case Rep. 2015.
4. 津田一郎，松井博紀，柴崎 晋，戸井博史，中村貴久，長谷泰司．腹腔鏡補助下に解除した義歯安定剤誤飲によるイレウスの1例．2013；北外誌．58(1)，36-39．

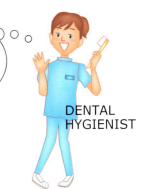

義歯安定剤を大量に飲み込んでしまった，喉やお腹に異常が続くようならば，医療機関への受診を指導しましょう！

QUESTION.14
残っている歯がぐらぐらです．どんな治療をするのですか？

I．どう決める？ 抜歯か保存か？

歯周組織検査で動揺歯の状態を調べることが第一です．動揺歯に炎症がある場合には，まず歯周治療を行います．

炎症の基準になるのは，4 mm以上の歯周ポケットの存在とプロービング時の出血です．残念ながら歯周治療を行っても炎症が改善しない場合には，抜歯あるいは妥協的な保存を試みることになります．

一方，歯周治療の結果，炎症が消退したにも関わらず動揺が収まらない場合もあります．これは過去の炎症の影響で歯周支持組織が減少したことによるものですから，現在炎症が改善しているならば，力学的な対応で動揺のコントロールを期待することができるでしょう．

具体的には，根面板形態として義歯の支持に利用する，さらにアタッチメントとして維持も期待する，一次固定もしくは二次固定を行い咬合に参加させる，といった対応が選択肢となります．

II．根面板としての利用

歯冠を切断することで歯冠-歯根比を改善し，動揺を抑制します．抜歯しないことで顎堤の吸収防止と，義歯の沈下を防止する働きが期待できます．また上顎前歯部フラビーガムの防止や，下顎遊離端義歯の遠心の沈下防止に有効です（図14-1, 2）．

長期間の義歯の使用による顎堤の吸収は，バイオロジカルコストと呼ばれる不可避の生体の変化ですが，根面板の利用はこの変化を抑制します．

さらに，Oリングやマグネットなどのアタッチメントを活用できれば，義歯の維持を向上させることができます．とくに下顎の義歯は全部床義歯になるとどうしても維持・安定を確保することが難しくなることが多いので，条件の悪い残存歯もできるだけ利用したいところです（図14-3）．

根面板の形態は側方力を受けないように，軸面にはテーパーを付与して歯冠長は低くします．根面板は清掃が不十分になりやすいので，患者には指導を徹底しましょう（図14-4）．

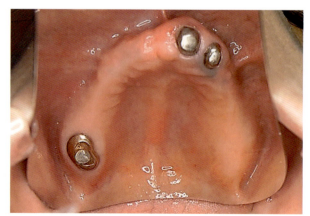

図14-1　前歯部の左右を比べると，根面板が顎堤吸収を抑制していることがわかる．とくに上顎前歯部は，下顎前歯の突き上げを受けてフラビーガムを形成すると，義歯の安定を図ることが著しく困難になるため，顎堤の保存が有意義である．

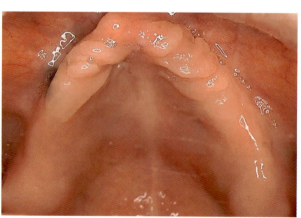

図14-2　下顎前歯部残存症例では，上顎前歯部のフラビーガムが問題になる．

研修医も歯科衛生士も知っておきたい義歯の知識

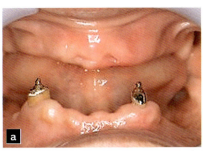 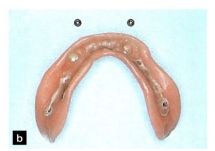 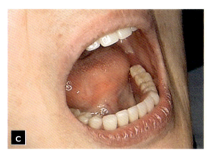

図14-3a〜c　下顎オーバーデンチャーの支台装置として用いたOリングアタッチメント．根面板に球状の頭部を付与したメールと，義歯に組み込んだゴムリングのフィメールの組み合わせで，維持力を発揮する．根面板装着後10年以上経過し，歯肉退縮が著しいが，現在でも義歯の維持・安定に大きく貢献している．ゴムのリングは経年的に劣化するので交換して使用する．

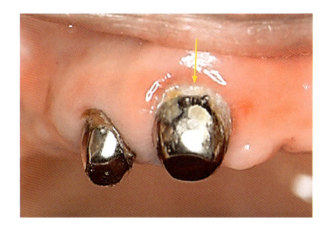

図14-4　根面板周囲は清掃が困難で歯周組織の炎症が起きやすいので，患者指導時に注意する（矢印）．

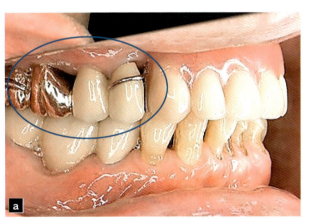 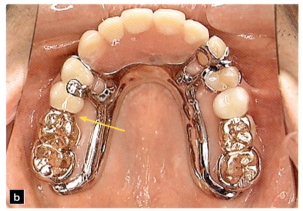

図14-5a，b　連結固定した上顎右側第一小臼歯から第二大臼歯義歯までを支台歯とした（楕円）．トライセクションした第一大臼歯の連結部（矢印）などの清掃は困難なので，セルフケアが良好でなければ連結以外の方法を考慮する．

III．連結固定の適用

　動揺歯を連結固定して義歯の支台装置として使用することで，対合歯との咬合支持を維持することができます（図14-5）．

　しかし，連結冠による一次固定を安易に行うと，支台歯の二次う蝕やセメント溶出などのトラブルに繋がります．ここは支台歯の状態と患者のセルフケア能力を考慮して，慎重に取り組みましょう．

　可撤性義歯による二次固定は，比較的容易に連結効果が期待できるので，将来のトラブルにも対応しやすく，現実的な方法です．支台装置を両側性に設定し，動揺歯には強い維持を求めないようにします．

　このように動揺歯が義歯を支えるのではなく，動きのない義歯が動揺歯を保護するといった設計を取り入れてみましょう．

QUESTION.15
義歯のケア用品にはどんなものがあるのですか？

I. ケア指導の際の注意点

義歯には，目に見えなくても染め出してみると大量のプラークが付着しています(図15-1)．

客観的に汚れが残っている義歯であっても，患者の主観的評価には大きな影響がないという報告[1]もあるため，義歯の清掃をすべて患者任せ(清掃をやったつもりと，やったはず)にしてはいけません．

最近では減少しましたが，煮沸消毒してしまいレジン床が著しく劣化した義歯を目にすることもあります．わざわざ指導しなくてもそれくらいわかるだろうと考えず，正しい義歯清掃方法を患者に指導しましょう(図15-2)．

また「毎日ブラシで磨いているから大丈夫」「就寝時に洗浄剤に入れているから汚れはないはずだ」と考えている患者もいますが，どちらか片方だけの清掃方法だけではなく，両方を併用することで高い効果が得られることも指導します．

義歯清掃方法には，以下に示すように機械的清掃と化学的洗浄があります．

II. 義歯ブラシによる清掃

機械的清掃方法として広く用いられています．義歯ブラシにはクラスプや顎堤部など複雑な形態の部位を磨きやすいように工夫されており，また高齢者でも扱いやすいように通常の歯ブラシと比べて把持部やブラシ部が大きく設定されています．

義歯ブラシはバイオフィルムであるデンチャープラークを破壊したうえで，薬剤の作用を十分に浸透させることができます．

レジン床の場合は摩耗に配慮する必要がありますが，毛が長いブラシはレジンを摩耗させにくくなっています．研磨剤が添加されていない義歯用歯磨剤を併用すると，さらに効果的でしょう(図15-3)．

しかし，義歯ブラシのみではレジン内部に侵入した微生物を完全に除去することは不可能ですから，義歯洗浄剤の併用が必要となります[2,3]．

III. 超音波洗浄による清掃

超音波洗浄は20kHz以上の高周波を利用して水や溶剤を振動させ，複雑な形状の物体に傷をつけず洗浄する機械的清掃方法です(図15-4)．

近年，歯科医院に設置されているような大型の装置だけでなく，個人用のポータブル型超音波洗浄器や，超音波洗浄用の義歯洗浄剤も市販されています(Part 2・QUESTION. 20「要介護高齢者への義歯ケア時の注意点は何ですか？」参照)．

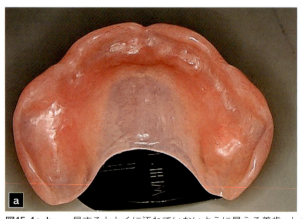

図15-1a, b 一見するととくに汚れていないように見える義歯．しかし，歯垢染色液で着色するとデンチャープラークの付着が認められる．

図15-2 清潔に保とうと毎日煮沸消毒していたという義歯．「まさかやらないだろう」と決めつけず，正しい義歯のケア方法を伝えることが重要．
図15-3 義歯ブラシによる清掃．通常の歯ブラシよりも操作性が良く，義歯床を傷つけない．毛足の短い硬毛は人工歯の清掃に適している．中性洗剤や義歯用歯磨剤と併用すると効果が高い．

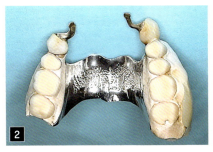
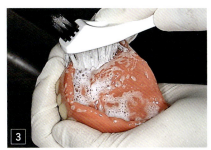

図15-4 超音波洗浄．カップに義歯洗浄剤と義歯を入れて10分程度洗浄する．歯科医院でのリコール時に行う．
図15-5 義歯洗浄剤への浸漬．義歯ブラシで機械的清掃を行ってから洗浄剤に浸漬する．発泡性の洗浄剤は洗浄効果が高いが，粘膜調整材を使用しているときは面荒れを起こすので注意する．

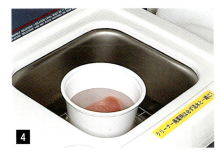
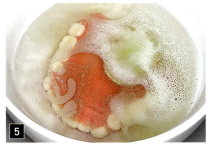

IV．義歯洗浄剤による洗浄

　義歯洗浄剤による洗浄は最も一般的な義歯清掃方法で，多くの製品が市販されています．

　義歯洗浄剤に含まれる有効成分には，次亜塩素酸系，過酸化物系，酵素系，銀系無機抗菌剤配合，酸，生薬，消毒薬があります．よく用いられている義歯洗浄剤は，過酸化物系，酵素系，次亜塩素酸系のものです．

　過酸化物系は，殺菌・漂白作用を持ち為害性の少ない洗浄剤です．ただし，発泡剤を併用している製品が多いため，粘膜調整材や軟質裏層材の劣化や変形を引き起こす可能性があります．

　酵素系は，発泡がないか，少ないため粘膜調整材や軟質裏層材を劣化させることが少なく，適用範囲が広い洗浄剤です．

　次亜塩素酸系は，着色の除去作用，殺菌効果に優れており，高い洗浄効果を示します．その半面，長時間の使用により，金属の劣化，レジンの脱色，軟質材料への影響，といった為害作用が生じる可能性があります．作用が強力ですから，歯科医院専用で用いられることが多い洗浄剤です．

　各製品にはそれぞれ長所・短所があるため，これらの違いを理解して患者に推奨する必要があります．

　とくに，粘膜調整材や軟質裏装材を使用した義歯を扱う際には注意が必要で，メーカー推奨の洗浄剤がある場合は遵守します（図15-5）．

　また，短時間使用での効果をうたう製品もありますが，十分な洗浄除去効果を得るには最低でも2時間ほどの浸漬が必要でしょう．短時間洗浄が必要なときは，超音波洗浄の併用により高い洗浄効果が期待できます．

　日常的にではなくても，歯科医院で定期的に洗浄剤を併用した超音波洗浄は，義歯を清潔に保つために有効です．

参考文献
1. Baba Y, Sato Y, Owada G, Minakuchi S. Effectiveness of a combination denture-cleaning method versus a mechanical method: comparison of denture cleanliness, patient satisfaction, and oral health-related quality of life. 2018；J Prosthodont Res. 62（3）：353-358.
2. Felton D, Cooper L, Duqum I, Minsley G, Guckes A, Haug S, et al. Evidence-based guidelines for the care and maintenance of complete dentures:a publication of the American College of Prosthodontists. 2011；J Am Dent Assoc. 142；(Suppl 1)：1 S-20S.
3. de Souza RF, de Freitas Oliveira Paranhos H, Lovato da Silva CH, Abu-Naba'a L, Fedorowicz Z, Gurgan CA. Interventions for cleaning dentures in adults. 2009；Cochrane Database Syst Rev. 7：CD007395.

QUESTION.16

どんな義歯がダメなのですか？

1. 落ちる，外れるはダメな義歯

まず図16-1を見てみましょう．上顎の全部床義歯ですが，模型に示された本来の後縁よりも大分前に後縁が設定されています．通常，上顎義歯は辺縁封鎖によって吸盤のように上顎に吸いつきますが，これでは吸いつきません．落ちてしまいます．これは上顎義歯にとって最も大事な後縁封鎖ができていないからです．

図16-2は下顎の全部床義歯ですが，後ろはレトロモラーパッドを半分以上覆っていなければ著しく安定が悪くなります．

部分床義歯においてもレトロモラーパッドを覆うことは重要です．図16-3のような短くて狭い遊離端部の床は，咬合力を支える能力が少なく，床下部分の顎堤が吸収しやすくなります．図16-4,5のレストに注目してください．レストはたいへん小さいですが，咬合力

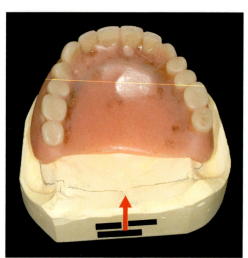

図16-1　矢印の鉛筆の線が本来の義歯後縁であるが，これでは義歯は吸着しない（矢印）．

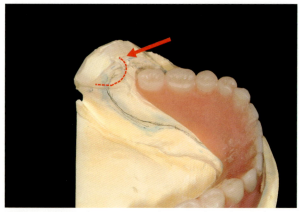

図16-2　点線がレトロモラーパッドであるが，義歯辺縁がそこまで届いていない（矢印）．また舌側の辺縁の長さも短く，維持・安定も不十分である．

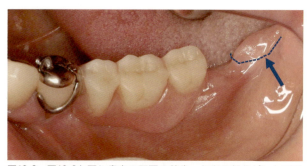

図16-3　図16-2と同じ患者の下顎の義歯．矢印の部分がレトロモラーパッドであるが，このように床が短いと遊離端の床の部分で咬合力を支える力が弱くなってしまう（矢印）．またレストも支台歯の遠心に設定されているため，咬合力が加わったときに床が遠心にずれてしまう．

研修医も歯科衛生士も知っておきたい義歯の知識

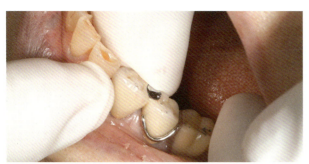

図16-4 このような不適切な遊離端の部分床義歯を長く入れていると，レストを押さえた状態では，レストはレストシートにフィットしているが，放すと床が沈下してレストは浮き上がってしまう．

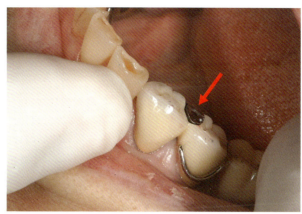

図16-5 床のみを押すとレストが浮き上がる（矢印）．大きく浮き上がる場合は，遊離端の床の部分をリラインしなければならない．

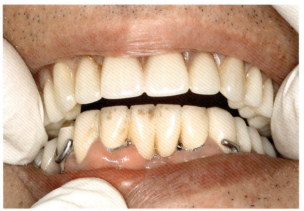

図16-6 ダメな義歯の例．上顎は全部床義歯，下顎は両側遊離端義歯であるが，下顎を誘導しながら咬合させると，まったく咬み合っていない．義歯製作時の下顎位がかなり前方位に設定されていたためである．

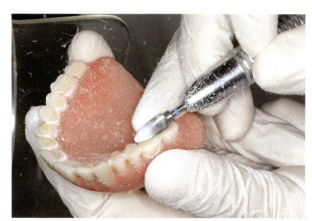

図16-7 このような場合，早期接触を起こして咬合高径が高くなっている臼歯部人工歯の咬合面を大きく削除し，咬合高径を下げたうえで咬合面再構成をしなければならない．

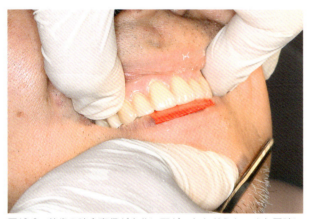

図16-8 義歯の咬合高径が十分に下がったかどうか，また同時に大きい早期接触がないかどうかもチェックする．大きい早期接触が残っていると，これから行う咬合面再構成がアンバランスになってしまう．

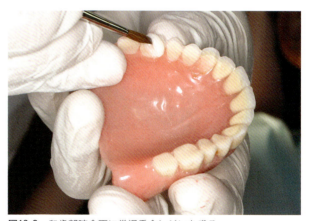

図16-9 臼歯部咬合面に常温重合レジンを盛る．

を支台歯に伝え，支台歯と義歯床との位置関係を確実に保持する重要な役目を果たしています．レストのない義歯は義歯とは言えません．

またレストの適合度は，義歯床部分と支台歯との関係を明確に示してくれます．

図16-6は下顎を誘導するとまったく咬んでいません．

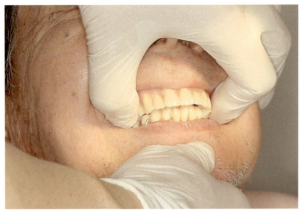

図16-10 患者の顎位を誘導してそっと咬ませる．重合がある程度進んだところで軽くタッピングしてもらう．

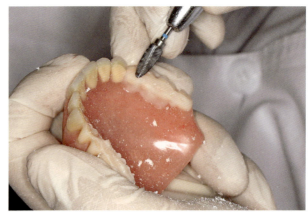

図16-11 バリを取り，裂溝を付与するなど，咬合面を整える．咬合調整も行う．

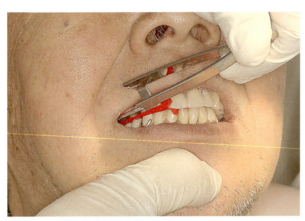

図16-12 最後に咬合調整を行い終了．

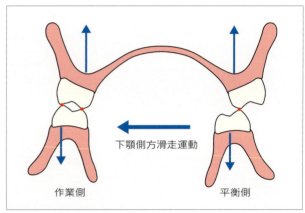

図16-13 両側性平衡咬合．作業側で噛んでも平衡側で接触があるため義歯は転覆しない．

前方位で咬合採得したために顎位が後ろに下がるとオープンバイト（前歯が咬合接触していない）になっています．修正するためには**図16-7～12**のように臼歯部の咬合面を削除し咬合高径を下げたうえで咬合面再構成をしなければなりません．

部分床義歯でも残存歯の少ない場合は全部床義歯と同様に両側性平衡咬合（**図16-13**）を付与することが必要になります．

II．義歯に必要なこと

義歯に必要とされる要件として「維持」「支持」「安定」があります．これらの要件をすべて満たすことが合格点の義歯となりますが，これらの3要件はお互いに関連しあっている部分もあります．昔に比べればダメな義歯は少なくなりましたが，それでもかなりの数のダメな義歯が歯科訪問診療などの患者の口腔内に装着されています．

1 維持に問題あり

維持とは，義歯がそこにとどまっていられるということを意味します．部分床義歯であれば，クラスプが緩い，鉤先がアンダーカットに入っていない，**図16-14**に示したように隣接面板とガイドプレーンとの間に隙間がある，などです．全部床義歯では，義歯の後縁がアーラインまで届いていない（**図16-1参照**），下顎義歯であ

研修医も歯科衛生士も知っておきたい義歯の知識

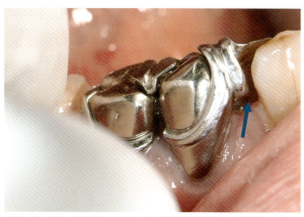

図16-14 支台歯が移動してしまい隣接面板がガイドプレーンから離れてしまっている（矢印）．

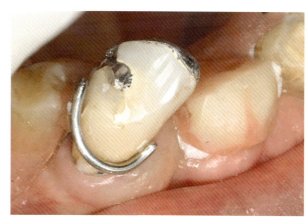

図16-15 レストが設定されておらず，義歯床が沈下している．

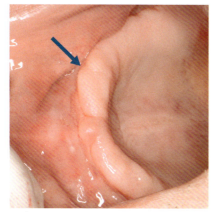

図16-16 前歯部の顎堤がフラビーガムになっている（矢印）．

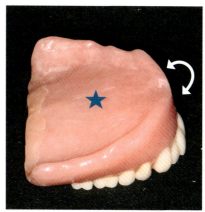

図16-17 前歯部がフラビーガムの場合，義歯は口蓋部（星印）を中心に上下運動してしまう（矢印）．

れば，レトロモラーパッドを覆っていない（図16-2参照），頰側が長すぎて開口時に頰粘膜が義歯を押し上げてしまう，あるいは下唇が下顎義歯の唇面を押し上げてしまう，などです．

2 支持に問題あり

支持とは，咬合力を支える能力です．全部床義歯では義歯床，部分床義歯ではレストと義歯床が重要です．

義歯床は顎堤の必要な部分を覆ったうえで適合していなければなりません．また義歯は咬合力によってわずかに沈下するので，顎堤頂などの粘膜の薄い部分にはリリーフが必要です．

支持に問題がある場合には，手指で義歯床を均等に圧迫したときに痛みが発生し，不均等な沈下を起こします．レストが適合しているかどうかも重要なチェックポイントです．

また図16-15のようにレストがない，あるいは破折したままになっていると支持を得ることができません．

3 安定に問題あり

安定は横方向の移動に抵抗する力です．部分床義歯では隣接面板や把持鉤腕，連結子など設計によってその力の効き方が変わってきます．全部床義歯では粘膜の状態や義歯床の適合と咬合平衡が関わっています．

図16-16は前歯部がフラビーガムになっている症例です．この場合は図16-17のように前歯部を押すと上下方

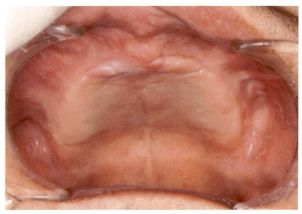

図16-18 このようなケースでは顎堤全体が，座布団のようにふわふわしている．

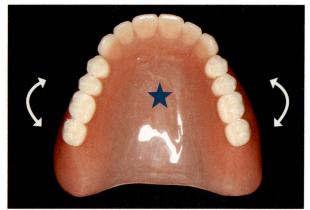

図16-19 全体がフラビーになっている場合は，義歯は口蓋中央（星印）を中心に回転運動を起こす場合がある（矢印）．

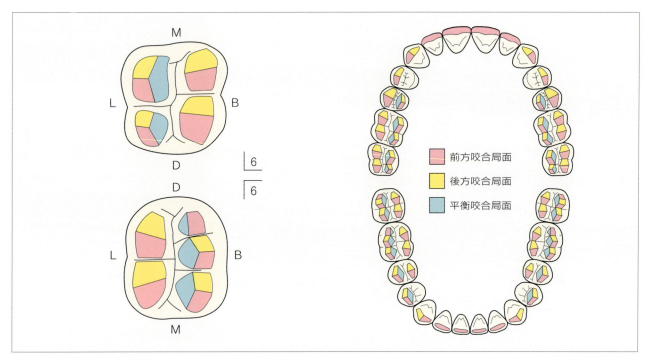

図16-20 Gysiは下顎の側方運動の回転中心は顆頭より後方にあり，側方運動と前方運動の運動により各咬頭に3種の咬合局面が形成されるとした．これらの面が接触を保ちつつ偏心運動をした場合を全面均衡咬合（フルバランスドオクルージョン）と言う．前方咬合局面は下顎近心に，後方咬合局面は遠心に，平衡咬合局面は機能咬頭内斜面にできる．

向に回転するように動き，後縁封鎖が壊れ義歯が外れてしまいます．前歯部に咬合の負荷がかからないよう人工歯を排列・調整しなければなりません．

顎堤の吸収が進行して，図16-18に示したように顎堤全体がフラビーガムになってしまい，座布団の上に義歯がのっかっているような場合もあります．

このような場合は，図16-19のように比較的硬い口蓋隆起相当部を中心に義歯がコマのように回転してしまい，その動きの制御が困難になる場合があります．

III．義歯に必要な咬合様式

義歯は軟らかい粘膜の上にのっかっているのでどうしても動きます．この動きをできるだけ小さくすることが重要なのです．義歯にかかる力で最も大きな力である咬合力のバランスをとるようにします．それが非

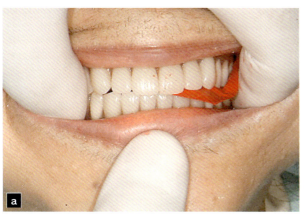

図16-21a, b　咬合調整は赤い咬合紙で中心咬合と側方運動を印記する．つぎに青い咬合紙で中心咬合を印記する．強く側方運動であたっているところを削除し，滑らかに側方運動ができるように調整する．

作業側（平衡側）でも上下の臼歯部人工歯が接触している両側性平衡咬合です（**図16-13**参照）．

咬合面には3つの咬合小面が形成されますが，その小面を形成するように削合します（**図16-20**）．

義歯の咬合は，義歯に指をあてて振動の方向や量を検知しながら，咬合紙での印記を参考に削除位置と量を決めていきます．中心咬合ではタッピング時の振動が最小限になるように，側方運動時には滑らかに人工歯同士が滑走するようにすると良いでしょう（**図16-21**）．

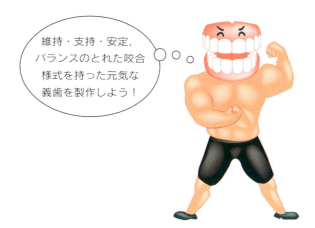

維持・支持・安定，バランスのとれた咬合様式を持った元気な義歯を製作しよう！

QUESTION.17

義歯を入れると湿疹や痒みが出たり，食べ物の味が変わったり，唾液が少なくなったりしますか？

I. 金属やレジンのアレルギーで湿疹や痒みが出ることがあります

　金属床義歯に使用される金属は，さまざまな種類の金属元素を含む合金であることが多いため，金属アレルギーを有している場合にはアレルギー症状が出る可能性があります．

　金属アレルギーの主な症状は，金属と接触する部分に起こる粘膜の炎症，あるいは口腔外の湿疹様反応や掌蹠膿疱症などです．

　金属アレルギーの発症には体質的な要素が関連すると考えられ，アレルギー性鼻炎や食品アレルギーなど，すでに別のアレルギー疾患を有している場合に発症することが多いとされています[1]．ただし，口腔内に現れる症状は，アレルギー以外の原因でも起こることがあるため，まず口腔内の症状をよく観察したうえで，既往歴や全身状態などを含め，鑑別診断を行うことが大切です（図17-1）[2]．

　義歯床に使用されるアクリルレジンに対してのアレルギーを有する場合は，義歯の装着後の比較的短期間に症状が現れ，義歯と接触する粘膜の炎症や，口腔の灼熱感を訴えることが多いようです．

　レジンアレルギーの多くは，義歯床から溶出する未重合の残留メタクリルモノマー（MMAやEGDMAなど）に対するアレルギー反応であるとされています．

　この残留メタクリルモノマーは時間とともに溶出する量が減少しますが，義歯は長時間粘膜に接触し続けますから，アレルギー反応を避けるためには，アクリル以外の熱可塑性樹脂（表17-1）を使用した義歯製作も検討しましょう．また，粘膜調整材は多量のアルコールが含まれるので，アルコール過敏症の患者には要注意です．

II. 義歯で口蓋を覆うと味覚が弱くなる場合もある

　味覚障害の原因は，舌粘膜の障害だけでなく，全身疾患，亜鉛や鉄の欠乏，薬剤によるものなど多岐にわたります．とくに高齢者では，薬剤の服用や全身疾患，口腔疾患を原因とする味覚障害が増えてくるため（図17-2）[3]，義歯が原因であるとは限りません．

　しかし，義歯で口蓋を覆った場合，脳の味覚応答が低下することが明らかとなっています[4]．そのため味覚障害を軽減できる義歯の設計を行うことが期待されます．

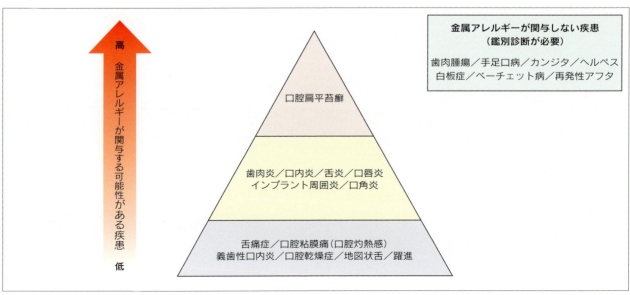

図17-1　口腔内に認められる疾患と金属アレルギーとの関係．

表17-1 アクリル以外の熱可塑性樹脂

一般名	製品名	取扱先
ポリアミド系	バルプラスト®	ユニバル
ポリエステル系	エステショットブライド®	アイキャスト
ポリカーボネート系	ジェット・カーボ®	デンケン・ハイデンタル

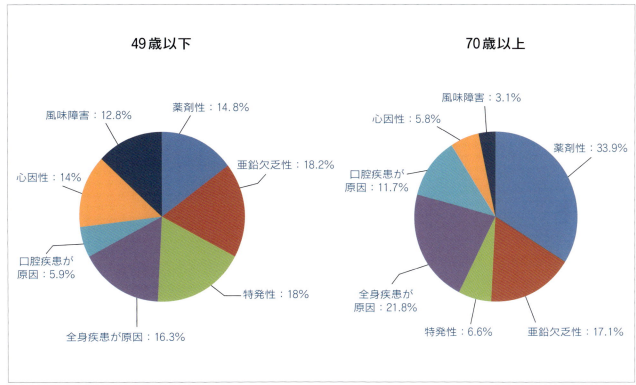

図17-2 49歳以下と70歳以上の年齢層で認められた味覚障害の原因とその割合．高齢者では，薬剤の服用や全身疾患，口腔疾患を原因とした味覚障害が増えてくる（参考文献7より引用改変）．

III. 義歯装着後に，一時的に非刺激時唾液が増える

義歯を装着していない人は，装着している人よりも唾液分泌量が少なく，義歯の装着後は非刺激時唾液が増加して口腔乾燥感が改善されます[5]．ただし，唾液の増加は一時的なもので，1～3週間程度で元の状態に戻ります[6]．

一方，65歳以上の高齢者の約3割がつねに口腔乾燥感を自覚しているという報告があります[7]．シェーグレン症候群，慢性関節リウマチ，糖尿病などの全身疾患，薬剤の服用，脱水状態，口呼吸，咀嚼機能の低下による刺激時唾液の減少など，高齢者はさまざまな原因によって口腔乾燥感を自覚しています．口腔の保湿ケアを検討するうえでも十分な口腔内の観察が必要です．

参考文献

1. 細木真紀，田上直美，渡邉 恵ほか．歯科用金属による金属アレルギーの臨床病態と補綴学的対応に関する多施設調査．2015；日歯医学会誌．34：42-46.
2. 秋葉陽介，渡邉 恵，峯 篤史，池戸泉美，二川浩樹．歯科金属アレルギーの現状と展望．補綴主導の歯科金属アレルギー診療ガイドライン策定．2016；日補綴会誌．8（4）：327-339.
3. 池田 稔．総説「シンポジウムⅡ 味覚障害の診療ガイドラインをめぐって」．味覚障害の原因．2004；口咽科．16（2）：181-185.
4. 久保田将史，小林琢也．義歯による口蓋の被覆がヒトの脳内味覚応答に及ぼす影響―7 T-MRIを用いた客観的評価―．2015；岩医大歯誌．40：51-68.
5. Ayaka K, The Insertion of a Removable Partial Denture Increases Unstimulated Salivary Flow Rates in Non-Denture Wearers. 2013；Int J Oral-Med Sci. 12：147-153.
6. Cleary TJ, Hutter L, Blunt-Emerson M, Hutton JE. The effect of diet on the bearing mucosa during adjustment to new complete dentures：A pilot study. 1997；J Prosthet Dent. 78：479-485.
7. 柿木保明，寺岡加代ほか．年代別にみた口腔乾燥症状の発現頻度に関する調査研究．厚生科学研究費補助金 長寿科学総合研究事業．「高齢者の口腔乾燥症と唾液物性に関する研究」．2002；平成13年度報告書．19-25.

QUESTION.18
口の機能を低下させない筋トレ・リハビリ法はありますか？

I. お口「ぽか〜ん」の子供や若者たち

　乗り物に乗っていると，小さな子供だけでなく成人したと思われる若者でも，口唇が閉鎖せずに薄く歯が見えているのを見かけます．唇を閉じたりすぼめたりする際に，唇の周りを取り囲む「口輪筋」を使用します．今，この口輪筋の力が弱い人が多く，このような（上唇が上に向く）光景をよく見かけるのです．

　授乳時に，おっぱいを力一杯に吸っていた赤ちゃんは口輪筋が発達しますが，強く吸う必要がなかった赤ちゃんの場合には口輪筋が発達せずに「口を閉じることが少ない」「口を開けて寝る習慣がついてしまう」こともあります．また口輪筋は普段意識して使用することが少ない筋肉のため，加齢とともに衰えやすく，口角が下がってくることも，口輪筋の筋力低下の一因となります．

　歯ブラシ指導やうがいをしている際に，以前はあまりなかった口角からの水や唾液流涎（だえきりゅうぜん）が認められた場合，口唇を閉鎖する力が低下している可能性があります．

　口輪筋の衰えは，口唇・口角の閉鎖体操を指導することで改善してきます．口輪筋を鍛える有効な方法として，ボタンプル法と口腔周囲筋の運動（口腔体操）があります（図18-1, 2）．

II. 自分の唾（唾液）でむせる高齢者

　口唇閉鎖機能の低下は「誤飲・誤嚥」にも繋がります．会話の途中で突然むせてしまう人がいます．話に夢中になって唾の飲み込みを失敗することは誰にでもありますが，頻繁に起こる場合には要注意です．

　とくに高齢者は飲み込む力が弱くなっているので，上手に飲み込めていないことがあります．

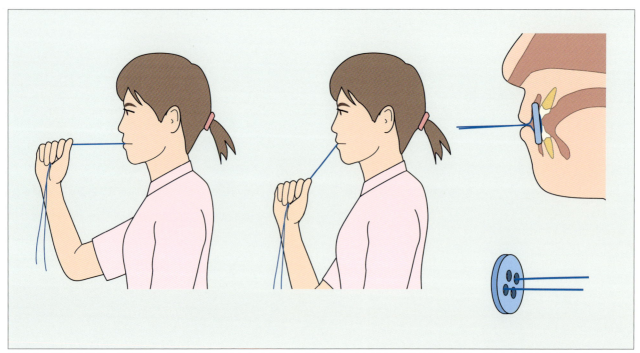

図18-1　ボタンプル法．直径2.5cm程度の薄いボタンに糸（デンタルフロス・タコ糸）を通して輪に結ぶ．ボタンを唇と歯の間に入れて，ボタンが口から出る寸前くらいの力で引っ張り，唇に力を入れて，ボタンが外に飛び出ないようにして唇の周囲の筋肉を鍛える．ボタンが小さくなるほど，唇周囲の筋力が必要となる．

研修医も歯科衛生士も知っておきたい義歯の知識

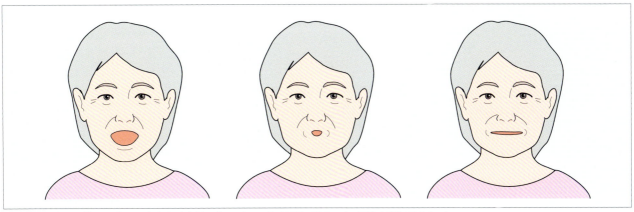

図18-2　口腔周囲筋の運動．口を大きくあけて「アー」．口をすぼめて「ウー」．口角を引いて「イー」．

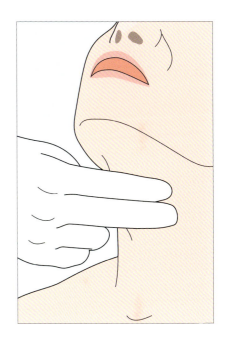

図18-3　RSST検査応用した訓練．喉仏（喉頭隆起）・舌骨に人差し指と中指の腹をあてて，唾液を飲み込んでもらい，嚥下運動にともなって，喉仏・舌骨が指腹を越えて，上方に移動し，元に戻ることを体験したあとに飲み込みの訓練をしてもらう．

　診療期間中，少量の水でもむせるようになっていく高齢の患者がいます．長く通院している患者であれば，「あれっ!?」と思うことがあるかと思います．

　このようなときにはまず，「最近，ご自身の唾液やお食事中にむせたりしませんか？」と患者に問いかけてみてください．「そういえば，最近よくむせることがある」と言う答がかえってきたら，摂食・嚥下訓練の開始時期です．

　摂食・嚥下訓練は，機能がダメになってからでは元に戻すことはなかなか困難です．機能低下が現れたときこそ，ご本人にも意識しやすいので，訓練スタートのチャンスです．最初は「意識して飲み込む」という注意をしてみましょう．その際に，「喉仏の動きに注して飲み込みましょう」の言葉を添えてください（図18-3）．

　またRSST（Repetitive Saliva Swallowing Test：反復唾液嚥下テスト）では，人差し指と中指で甲状軟骨を触知して飲み込みのテストを行いますが，この甲状軟骨の動きを触知する方法を患者に指導し，患者自身に骨状軟骨が指を乗り越えるように喉の動きを意識しながら，飲み込む練習をさせることで，飲み込む力があれば，かなり改善されてきます．

　さらに摂食・嚥下には舌の動きも重要です．図18-4に示した舌体操も併せて，指導すると有効です．

III．口腔周囲筋・舌体操のポイント

　口腔体操を行う前には歯磨きをして，口のなかをきれいにしてから体操を行うように指示をします．また，

89

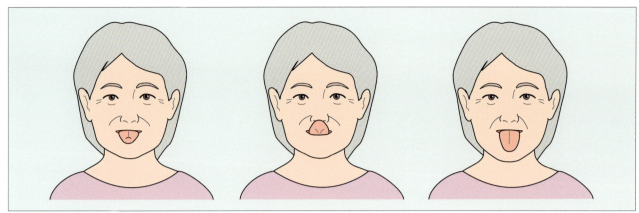

図18-4a 舌体操．舌を前に出す．上にあげる．下にさげる．

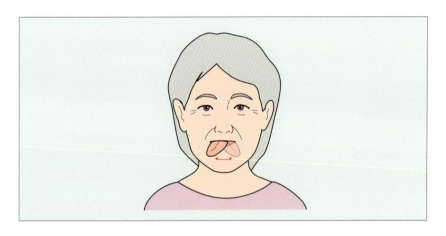

図18-4b 舌を左右に動かす．

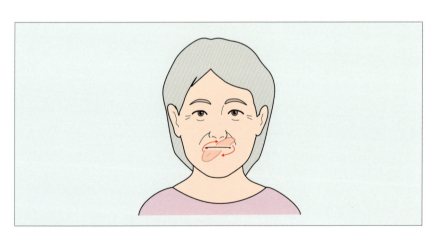

図18-4c 舌を右回り，左回りにぐるっと回す．

　口腔体操を行うと唾液が多く分泌します．しっかりと意識して飲み込んでもらうように説明をしてから，始めましょう．高齢者の方がご自身で正しくできているかがわかるので鏡を見て確認しながら行ってもらうと良いでしょう．そして，何よりも毎日続けてもらうことが大切です．

　食事中「むせ」が多くなったと感じる高齢者の方は，「歯磨き」→「口腔体操」→「食事」のように食前の準備運動として取り入れると，舌や口のまわりの筋肉が動きやすくなり，食事中のむせの改善に繋がりやすくなります．もちろん食事中の姿勢を正しく（足の裏が床につき，背中が伸びるように）とることも，忘れないで伝えてください．

　図18-2の口腔周囲筋の運動時の注意点は，口をすぼめる「ウー」の口のときは，タコの口のように前につき出すようにすぼめます．「イー」のときには，首の筋が

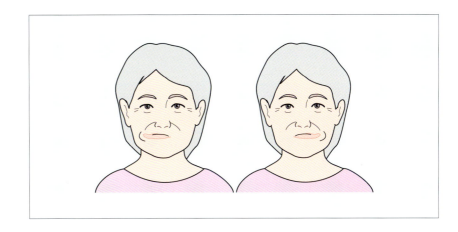

図18-4d　舌を使って左右の頬を押す．

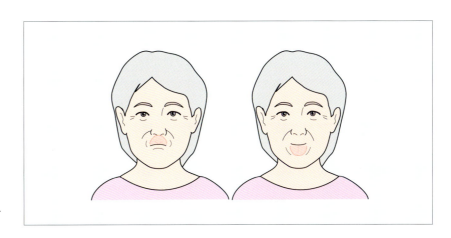

図18-4e　舌で上唇を押す．舌で下唇を押す．舌で歯の表面をなぞる．

出るくらいに，しっかりと口角を引くようにと説明をします．しっかりと声を出してもらい，ゆっくりと3回，つぎは少し早めに3回程度行います．

　図18-4a～eの舌体操時の注意点は，舌を前方に出すときには，なるべくまっすぐに出すように指導をします．舌が前方に出たときには，首の筋が出るくらい首(喉のあたり)の筋肉が引っ張られる感じがする程度まで動かすことを目標として指導しましょう．

　舌の運動は，それぞれ5回程度行うことが目安です．疲れてしまうようならば，少ない回数でゆっくりと行ってもらいます．しっかりと動かすことを意識してもらうことが重要です．

参考文献
1. 舘村 卓．臨床の口腔生理学に基づく 摂食・嚥下障害のキュアとケア．東京：医歯薬出版．2009．
2. 才藤栄一ほか(編)．摂食・嚥下障害リハビリテーションマニュアル．JJNスペシャル．52(9)：1996．
3. 新井俊二(監修)，寶田 博，本間和代，小椋秀亮，浦澤喜一，江川広子(編)はじめて学ぶ 歯科口腔介護 第2版．東京：医歯薬出版．2004．

QUESTION.19
壊れた義歯を1日で修理することはできるのですか？

1. 義歯を1日で修理することができる場合，できない場合

　義歯修理は，高齢の外来患者が多いと，日常的に行われる処置です．義歯を長期間使用していると，顎堤の吸収による粘膜面の不適合や，クラスプや義歯床の破損，人工歯の摩耗などが起こります．さらに残存歯の破折や抜歯により，義歯の増歯修理が必要になることが多発します．このような場合には，患者が現在使用している義歯を適切に修理し，継続して使用してもらうか，義歯新製までの間に暫間義歯として使用してもらう必要があります．

　一般的に，義歯の完全破折であっても，来院当日のうちに修理可能な場合があります．しかし，抜歯する本数が多い場合や現義歯の外形が小さく，増歯が必要な部分まで義歯床がない場合には当日に修理できないことが現状です．

　図19-1は下顎右側臼歯部の抜歯後，義歯に増歯・増床をした症例です．

症例 1　抜歯前に義歯修理パーツ用の印象採得をしておき，抜歯後に義歯修理パーツによって増歯・増床を行った症例

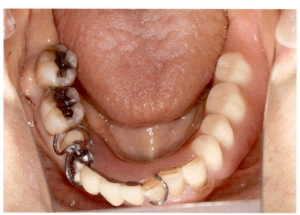

図19-1a　術前の口腔内画像．

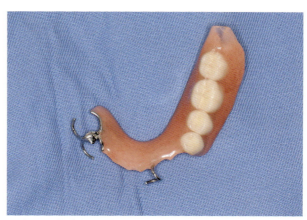

図19-1b　抜歯前の義歯．

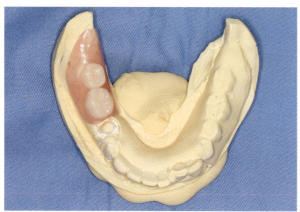

図19-1c　模型上で義歯修理用パーツを製作．

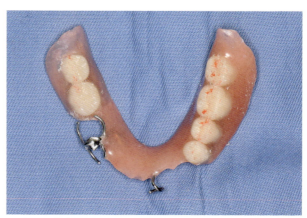

図19-1d　抜歯後，義歯修理パーツを使用中の義歯に付け増歯・増床を行った．

症例 2　全部床義歯の不完全破折症例

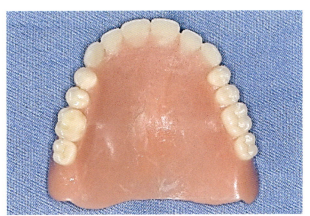

図19-2a　急患来院した患者の上顎全部床義歯．亀裂は頬側左側の研磨面から人工歯部を越えて，口蓋部の研磨面まで達していた．

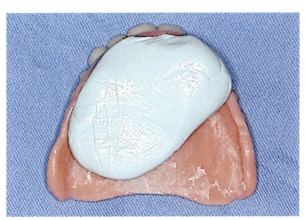

図19-2b　亀裂を医療用瞬間接着剤にて仮固定し，パテタイプの印象材を模型材として用いた．印象材の代わりに，ラボ用のシリコーンでも代用可能であると考えられる．

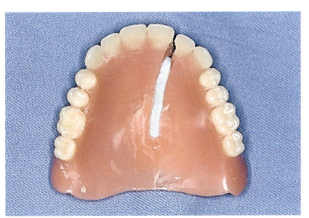

図19-2c　模型材を除去して亀裂部をフィッシャーバーにて大きく拡大し，亀裂周囲の研磨面の新鮮面を出した．

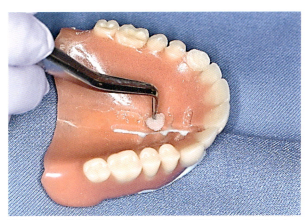

図19-2d　義歯を模型材に戻して，レジンプライマーを塗布した．

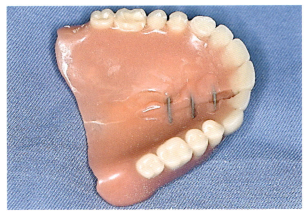

図19-2e　サンドブラスト処理後にメタルプライマーを塗布したワイヤーを亀裂に直行するように埋め込み，歯肉色の常温重合レジンを用いて修理した．

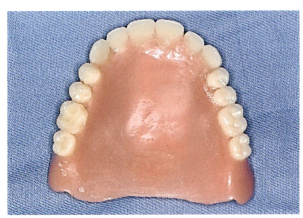

図19-2f　修理後の義歯．亀裂部は，再破折しないよう周囲よりもやや厚めに仕上げた．

症例 3　部分床義歯の完全破折症例

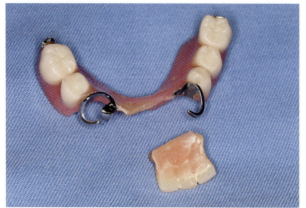

図19-3a　破折した部分床義歯．

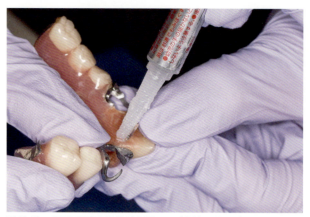

図19-3b　医療用瞬間接着剤を用いて破折部を仮固定した．

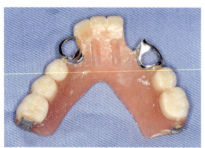

図19-3c　破折部と破折部周囲をカーバイドバーにて切削し，新鮮面を出した．さらに，破折線を横断するよう研磨面にグルーブを掘り，補強のためのワイヤーを埋め込むためのグルーブを付与した．

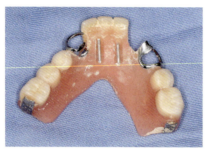

図19-3d　サンドブラストし，メタルプライマー処理を施したワイヤーを常温重合レジンにて埋め込み，破折部の修理を行った．

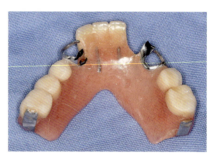

図19-3e　修理後の部分床義歯．

　この場合，抜歯当日に増歯・増床まで完了するのは時間的に困難なため，抜歯前に印象採得，咬合採得を行っておいて，それをもとに義歯修理用パーツを製作し，後日抜歯部の増歯・増床を行いました．

II．1日で義歯修理できる場合の臨床例

1　全部床義歯の不完全破折症例

　図19-2の患者は，義歯の亀裂を主訴に来院しました．亀裂は左側頬側の研磨面から人工歯部を越えて，口蓋部の研磨面まで達していました．
　この症例では，亀裂を医療用瞬間接着剤で仮固定し，パテタイプの印象材を模型材として用いました．模型材を除去して亀裂部をフィッシャーバーにて大きく拡大して，亀裂周囲の研磨面の新鮮面を出したのちに，義歯を模型材に戻して，レジンプライマーを塗布しました．
　さらに，サンドブラスト処理をしてからメタルプライマーを塗布したワイヤーを亀裂に直行するように埋め込み，歯肉色の常温重合レジンを用いて修理しました．
　とくに亀裂部は，再破折しないよう周囲よりもやや厚めに仕上げています．
　この義歯破折の原因としては，義歯内面の不適合や不適切な咬合接触などが考えられるため，必要に応じてリラインや咬合調整を検討します．

研修医も歯科衛生士も知っておきたい義歯の知識

| 症例 4 | 鉤歯が抜歯となったため，増歯とクラスプの増設を行った症例． |

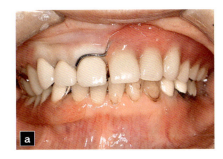
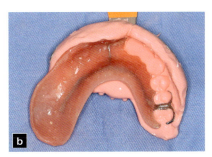

図19-4a, b　図a：術前の口腔内画像．上顎右側中切歯は歯根破折のため抜歯．図b：この部のワイヤーは不要となり，事前に除去し，義歯装着の状態で上顎前歯部のアルジネート印象を行う．

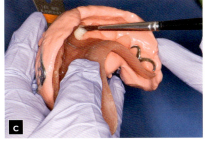
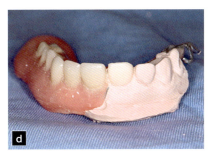

図19-4c, d　図c：印象材を義歯ごと撤去，抜歯予定部に歯冠色の常温重合レジンを筆積みで満たし増歯する．図d：速硬性石膏を用いて新たに鉤歯とする上顎右側側切歯を含んだ模型を製作．

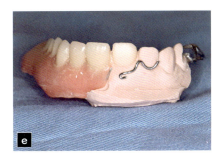
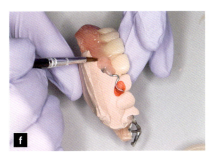

図19-4e, f　図e：上顎右側側切歯に合わせてワイヤーを曲げて適合させた状態．図f：歯肉色の常温重合レジンを筆積みしてワイヤーの追加，増床した．

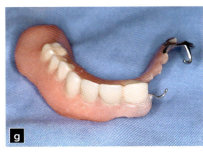
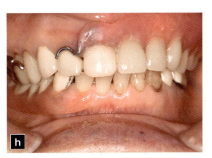

図19-4g, h　図g：常温重合レジンの十分な硬化後，義歯を石膏より割り出して，トリミングした．図h：抜歯を終えた患者の口腔内に義歯を戻し，咬合や維持，粘膜面の適合を確認，調整する．

2 部分床義歯の完全破折症例

図19-3の患者は部分床義歯の前歯部破折を主訴に来院しました．

この症例では，まず医療用瞬間接着剤を用いて破折部を仮固定したのちに，破折部と破折部周囲をカーバイドバーで切削し，新鮮面を出して歯肉色の常温重合レジンにて修復しました．

さらに，破折線を横断するよう研磨面にグルーブを掘って，常温重合レジンを用いて補強線を埋め込んで修理を終了としました．

3 抜歯後の増歯・増床クラスプ追加症例

図19-4は上顎右側中切歯の歯根破折のため抜歯を行った症例です．中切歯のワイヤーは不要になるため，あらかじめ除去しておき，義歯を装着した状態で上顎前歯部の印象を行いました．

口腔内より印象材を義歯ごと撤去し，抜歯予定部に歯冠色の常温重合レジンを筆積みで満たし増歯しまし

症例 5　ブリッジの支台が抜歯となり，2歯分の増歯・増床を行った症例

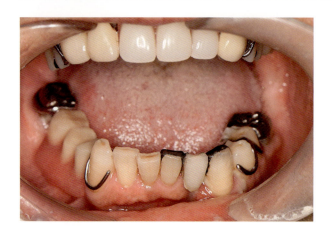

図19-5a　義歯を装着した状態で下顎前歯部のアルジネート印象を行った．

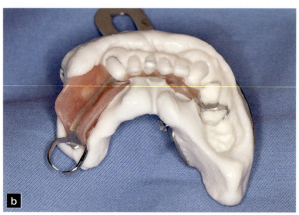

図19-5b, c　口腔内より印象材を義歯ごと撤去し，常温重合レジンで増歯を行った．

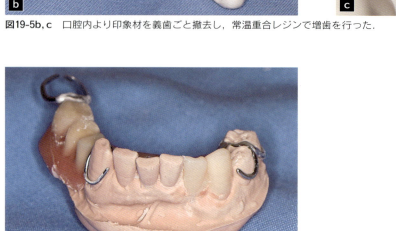

図19-5d　模型材として速硬性石膏を用いて模型を製作．

た．その後，模型材として速硬性石膏を用いて新たに鉤歯とする上顎右側側切歯を含めた模型を製作しました．

ワイヤーを曲げてこの側切歯に適合させてから，歯肉色の常温重合レジンを筆積みしてワイヤーの追加と増床を行いました．常温重合レジンが十分に硬化したことを確認してから義歯を石膏より割り出して，トリミングを行いました．

抜歯を終えた患者の口腔内に義歯を戻し，咬合や維持，粘膜面の適合を確認，調整しました．今後は創部が治

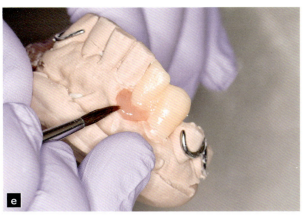
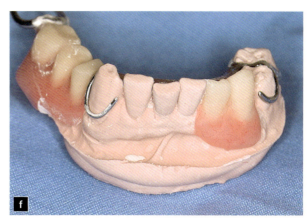

図19-5e, f 模型上で歯肉色の常温重合レジンを筆積みして増床を行った．

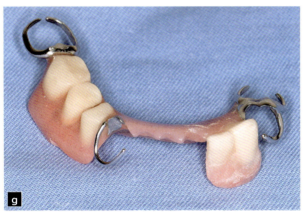
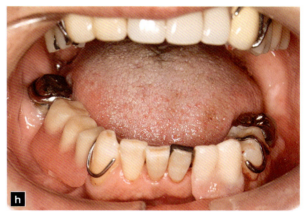

図19-5g, h 常温重合レジンが十分硬化したのちに義歯を石膏より割り出してトリミングし，口腔内にて調整した．

4 抜歯後の増歯・増床症例

図19-5は下顎左側犬歯抜歯の症例です．この犬歯はブリッジの支台であり，下顎左側側切歯はポンティックのため，犬歯を抜歯すると下顎左側前歯部2歯欠損となります．そこで前述の図19-4の症例と同様に義歯を装着した状態で下顎前歯部の印象を行いました．

その後，口腔内より印象材を義歯ごと撤去し，常温重合レジンにて増歯後，模型を製作し，歯肉色の常温重合レジンを筆積みして増床しました．

常温重合レジンが十分に硬化したのちに義歯を石膏より割り出してトリミングを行い，口腔内にて調整しました．

この患者の場合，義歯の新製を希望しなかったので，創部の治癒後にリラインを行い終了となりました．

QUESTION.20
要介護高齢者への義歯ケア時の注意点は何ですか？

1. 要介護高齢者の義歯ケア

1 何のための義歯ケアなのか？

　義歯の衛生管理は重要ですが，要介護高齢者では適切に義歯のケアが行われていないことが多いのも現実です．とくに，ADLがある程度保たれている場合には，セルフケアが維持されており，多くの場合，義歯を含めた口腔衛生のケアが本人に委ねられています．

　自立支援という側面からは，これは大変良いことですが，その一方で，歯科専門職としてケアのレベルや方法を確認し，セルフケアを支援することも大事な関わりです．なぜなら，要介護高齢者における義歯ケアを含めた口腔衛生管理の主な目的は，誤嚥性肺炎の予防だからです．この点から「口腔ケアの自立ほど怖いものはない」と憶えておきましょう（図20-1）．

2 義歯ケアの実際

　誤嚥性肺炎の予防のための義歯ケアの基本は，義歯を夜間就寝中に撤去することです．義歯には目に見えない小さな孔があり，細菌がたまりやすくなっているからです．

　口腔内細菌のリザーバーである義歯を夜間就寝中撤去することで，義歯床下粘膜を休ませ，カンジダ（Candida）による義歯性口内炎や，口腔内の細菌数増加を防ぐことができます．

　動揺歯がある場合や，天然歯による咬合支持がなく，義歯がないと口腔内を誤咬により傷つけてしまう場合，また義歯を装着しないと眠れないといった場合などには，夕食後に数時間義歯を撤去するように指導します．

　義歯ケアの方法は，まず，義歯用ブラシなどを用いた機械的清掃によって，デンチャープラーク（図20-2）と呼ばれるバイオフィルムを破壊することが重要です．

　その際，泡状の義歯洗浄剤（図20-3）を使用すると，効率的に清掃することができ，さらに清涼感も得られます．

　義歯用ブラシは，部分床義歯の支台装置の細かい部分を清掃する部分と，義歯床を清掃する部分に別れていますから，その使い分けを指導しましょう（図20-4）．

　また，麻痺や認知機能低下によって，義歯ブラシの操作が困難な場合には，グリップ付きブラシや吸盤付ブラシ（図20-5）などの使用も考えられますが，麻痺や認知機能低下が重度であるならば，超音波義歯洗浄器

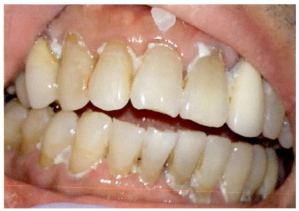

図20-1　口腔ケアが不十分な口腔．高齢者に委ねられた「口腔ケアの自立」は危険である．

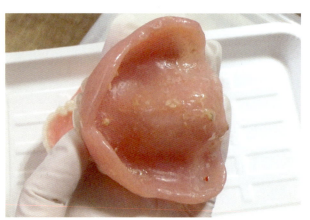

図20-2　義歯の粘膜面に付着したデンチャープラーク．

研修医も歯科衛生士も知っておきたい義歯の知識

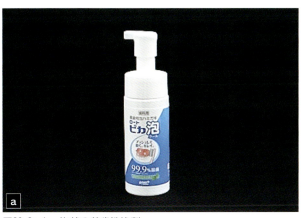
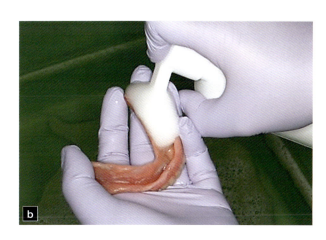

図20-3a, b　泡状の義歯洗浄剤．

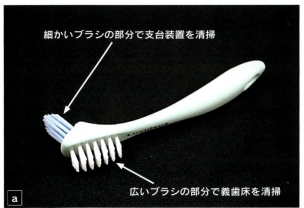
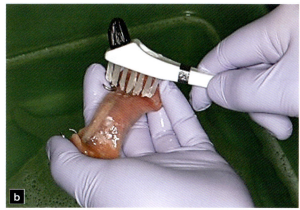

図20-4a, b　図a：義歯用ブラシ．図b：義歯清掃は水を入れた洗面器の上で行う．

を用いると良いでしょう．

　超音波洗浄器は，デンチャープラークの除去に極めて有効で，義歯用ブラシでは除去が困難なプラークも除去できます．

　近年，個人用の超音波義歯洗浄器（図20-6）も販売されていますから，義歯ブラシの操作が困難な場合には，超音波義歯洗浄器の使用を推奨しましょう．

　また義歯を清掃する際には，水を入れた洗面器の上で洗うなど，義歯を落としても割れないような配慮を含んだアドバイスしておきましょう．

　義歯を保管する際には，乾燥による変形を避けるためには水中に保管し，錠剤タイプの義歯洗浄剤を用いると良いでしょう（図20-7）．

　義歯洗浄剤は，高齢者に多いカンジダの溶菌作用が

あり，粘膜調整材への影響が少ないものなど，多様なタイプがありますから，口腔内の状態や患者のニーズに適したものを推薦します．

　患者本人だけでは十分な義歯の管理が行えない場合には，家族や介護者にもその目的と方法を十分に説明しておきましょう．

II. 食事を見据えた義歯ケア

　要介護高齢者は，義歯の装着がそのまま経口摂取の確立や栄養摂取の確保には繋がりません（Part 1・No. 6「義歯を入れると栄養摂取はできるのですか？」参照）．

　義歯ケアとは，広い意味では義歯が口腔内で適切に機能するように，残存歯や口腔機能を含めたケアなの

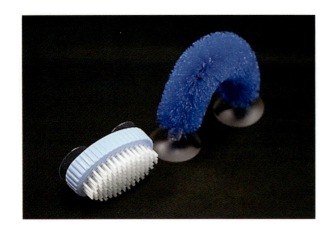

図20-5　片手でも義歯を洗浄しやすい吸盤付ブラシ．

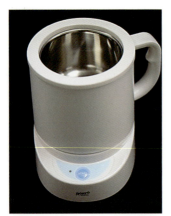

図20-6　個人用の超音波義歯洗浄器．

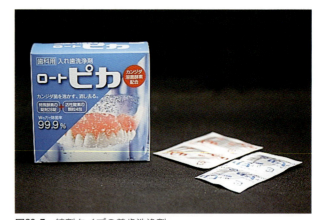

図20-7　錠剤タイプの義歯洗浄剤．

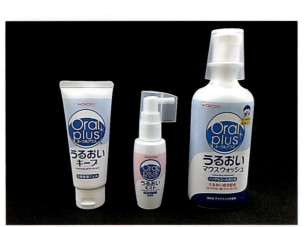

図20-8　口腔湿潤剤（保湿剤）．ジェル状タイプ，スプレータイプ，マウスウォッシュタイプ．

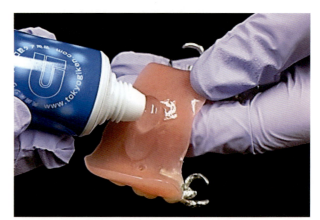

図20-9　ジェル状タイプの保湿剤．

だと認識することが重要です．

　高齢者では，薬の副作用や口腔機能低下などさまざまな理由から，口腔乾燥が認められます．口腔乾燥は，口腔衛生状態を悪化させるだけでなく，義歯使用時の疼痛や，装着感にも悪影響を与えます．また，口腔内の食物残渣や摂食嚥下機能の低下にも関連してきます．

　高齢者の口腔乾燥に対しては，口腔湿潤剤（保湿剤）を用いた対症療法的対応が行われていますが，含嗽に

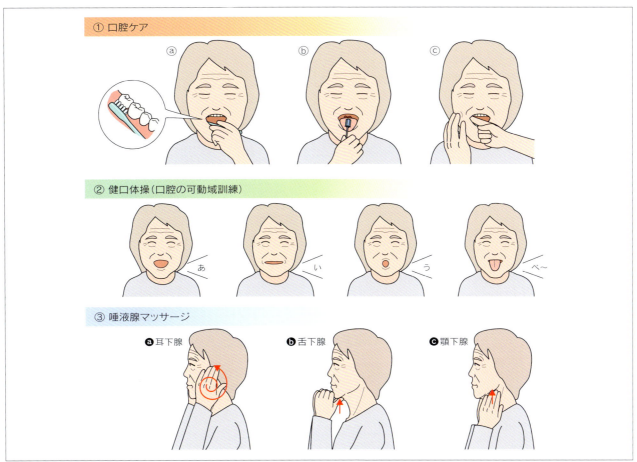

図20-10 唾液分泌の改善方法．①口腔ケア，②健口体操，③唾液腺マッサージ(ⓐ耳下腺への刺激：人さし指から小指までの4本の指を頬にあて，上の奥歯の周辺を後ろから前に向かって10回程度回す．ⓑ舌下腺への刺激：両手の親指を揃えて顎の真下から手を突き上げるようにゆっくり「グーッ」と10回程度押す．ⓒ顎下腺への刺激：親指を顎の骨の内側の柔らかい部分にあて，耳の下から顎の先まで5か所程度を順番に10回程度押す．)

よる洗浄効果が期待できる洗口剤タイプ，霧状に広がることで簡便に使用できるスプレータイプ，効果が持続しやすいジェル状タイプと多くの種類があります（図20-8）．

それぞれ，長所と短所があるため，患者に合わせたものを選択しましょう．とくに，現在，義歯を使用している高齢者には，ジェル状タイプの口腔湿潤剤を義歯の粘膜面に塗布することで，装着感を良くすることができ，義歯安定剤ほどではありませんが，義歯の維持・安定に役立ちます（図20-9）．

ただし，本来，口腔内は唾液で湿潤しているのが理想であるため，口腔湿潤剤の使用に依存しすぎてしまい，肝心要の口腔ケア，舌の可動域訓練，唾液腺マッサージなどによる唾液分泌の改善方法（図20-10）を軽視することがあっては本末転倒です．

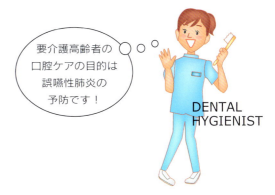

要介護高齢者の口腔ケアの目的は誤嚥性肺炎の予防です！

DENTAL HYGIENIST

QUESTION.21

治療用義歯とは何ですか？

I. 治療用義歯とは？

歯科補綴学専門用語集第4版によれば、治療用義歯とは「最終義歯の製作に先立ち、咬合治療、粘膜治療などを目的として装着される暫間的な義歯」と定義されています。

さらに、暫間義歯とは、「最終義歯（本義歯）を装着するまでの間、外観、機能などの義歯の目的を達成させるために、ある一定期間使用する義歯．暫間義歯には、診断用義歯、治療用義歯、即時義歯、移行義歯などがある」とされています。本項では以下、いくつか治療用義歯を使用した症例を示していきます。

II. 治療用義歯を用いた臨床例

1 診断用義歯、治療用義歯を用いた症例（その1）

図21-1は、前歯部の審美不良と義歯の破折を主訴として来院した患者です．全顎的に重度のTooth Wearを認め、咬合高径の低下とそれにともなう補綴スペース

症例 1 前歯部の審美不良と義歯破折に対して診断用義歯と治療用義歯を用いた症例

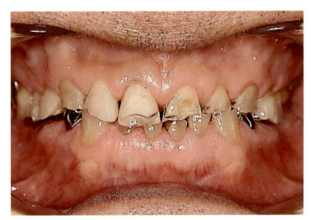

図21-1a 術前の口腔内画像．

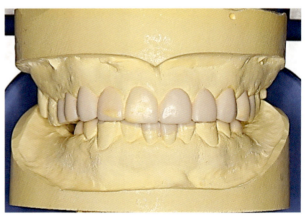

図21-1b 診断用ワックスアップ．

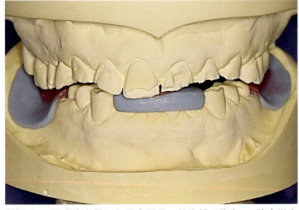

図21-1c 咬合床を用いた咬合採得．前歯部で約3mm咬合挙上した．

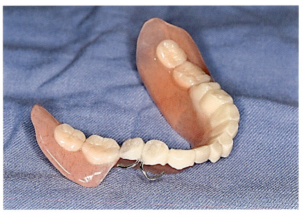

図21-1d 製作したオーバーレイタイプの治療用義歯．

研修医も歯科衛生士も知っておきたい義歯の知識

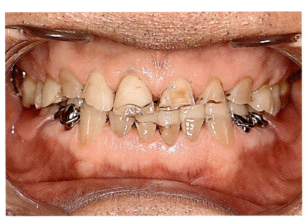

図21-1e　治療用義歯を装着した口腔内画像.

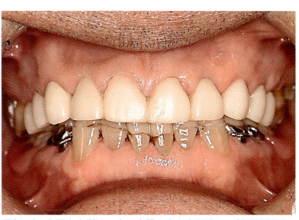

図21-1f　上顎左右側第二小臼歯間を支台歯形成し, 暫間被覆冠を装着した.

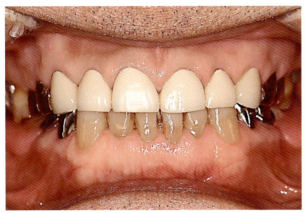

図21-1g　間接法にて製作したコンポジットレジンパーツを下顎前歯部に接着, 歯冠形態の修復を行い, アンテリアガイダンスの確定後に, 上顎左右側第二小臼歯間を連結冠, 下顎左右側第一・第二小臼歯も連結冠を装着した.

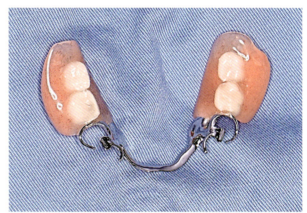

図21-1h　製作した最終義歯.

治療用義歯の役割をもう一度見直してみよう！

の不足も認められました. フェイスボウトランスファー, 中心位での咬合採得後, 診断用ワックスアップを行い, 治療用義歯を用いて前歯部で約3mm咬合挙上後, 上顎左右側の第二小臼歯間を連結冠, 下顎前歯部をコンポジットレジンにて修復し, さらに下顎左右側第一・第二小臼歯も連結冠で固定したうえで下顎両側遊離端義歯を製作する治療計画を立てました.

まず, 診断用ワックスアップで計画したとおり, 前歯部で約3mm咬合挙上した状態で咬合採得を行い, オーバーレイタイプの治療用義歯を製作, 装着しました. この義歯は, 治療用義歯であると同時に, 咬合挙上に耐えうるかを診断するための診断用義歯としての役割

も果たします.

治療用義歯の調整終了後, 咬合挙上による異常がないことを確認してから, 上顎左右側第二小臼歯間を支台歯形成し, 暫間被覆冠を製作しました.

その後, 間接法にて製作したコンポジットレジンパーツを下顎前歯部に接着, 歯冠形態の修復を行い, アンテリアガイダンスを確立後, 上顎左右側第二小臼歯間と, 下顎左右側第一・第二小臼歯に連結冠を装着しました. 最後に下顎最終義歯を新製, 装着しました. なお, 夜間のブラキシズムが疑われたため, 最終補綴物の調整終了後にナイトガードを製作し, 就寝時に使用してもらっています.

症例2　前歯部の審美不良に対して診断用義歯と治療用義歯を用いた症例

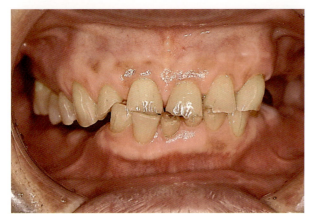

図21-2a　術前の口腔内画像．

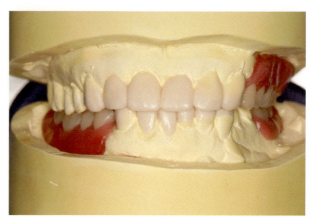

図21-2b　診断用ワックスアップ．

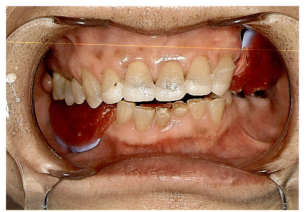

図21-2c　診断用ワックスアップに基づき，口腔内で咬合床を用いた咬合挙上，および前歯部のモックアップを試適し，治療のシミュレーションを行った．

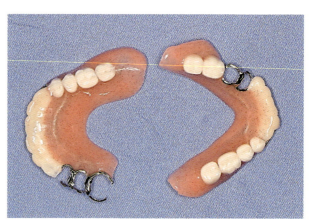

図21-2d　製作した上下顎治療用義歯．

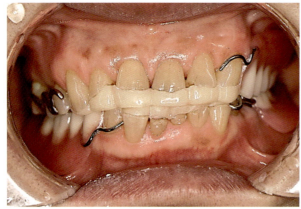

図21-2e　オーバーレイタイプの治療用義歯を装着し，咬合挙上に耐えられるかの確認を行った．

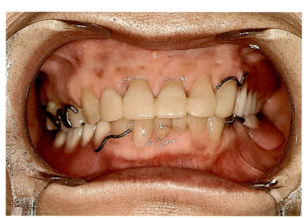

図21-2f　治療用義歯の調整が終わり，顎間関係に問題がないことを確認してから，上下顎前歯部を間接法にて製作したコンポジットレジンパーツにて修復し，治療用義歯の前歯オーバーレイ部を除去，修理した．

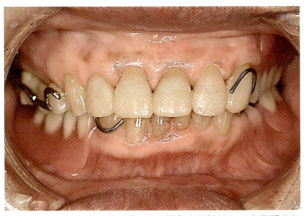

図21-2g アンテリアガイダンスの調和を確認後に，上下顎の欠損部に最終義歯を製作し，装着した．

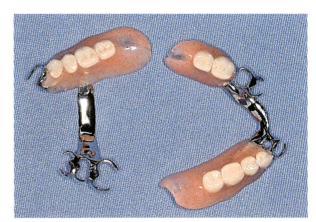

図21-2h 製作した最終義歯．

症例 3　歯根破折歯の抜歯後，即時義歯を用いた症例

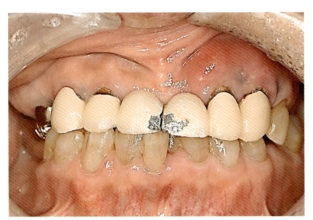

図21-3a 初診時の口腔内画像（正面観）．

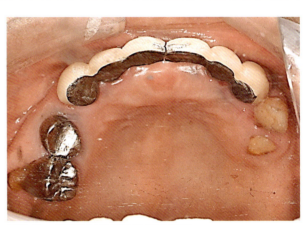

図21-3b 初診時の口腔内画像（咬合面観）．

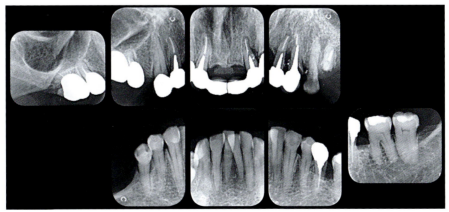

図21-3c 初診時のデンタルエックス線画像．上顎左側の側切歯，犬歯，第二小臼歯は要抜歯と判断した．

2 診断用義歯，治療用義歯を用いた症例（その2）

図21-2は，前歯部の審美不良を主訴に来院した患者です．咬合接触のある前歯部にTooth Wearが顕著に認められます．本症例でも，咬合高径の低下とそれにともなう補綴スペースの不足が認められました．フェイ

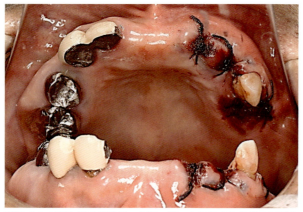

図21-3d 上顎左側の側切歯，犬歯，第二小臼歯を抜歯後の口腔内画像．

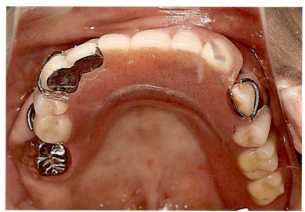

図21-3e その後，上顎右側犬歯，第二小臼歯，左側第一小臼歯を鉤歯とした即時義歯を調整し，装着した．

スボウトランスファー，中心位での咬合採得後，診断用ワックスアップを行い，治療用義歯を用いて前歯部で約3.5mmの咬合挙上を行い，上下顎前歯部を間接法にて製作したコンポジットレジンパーツにて修復後，上下顎の欠損部に部分床義歯を製作する治療計画を立てました．

診断用ワックスアップに基づき，口腔内で咬合床を用いた咬合挙上および前歯部のモックアップを試適し，治療のシミュレーションを行いました．審美性とその咬合挙上に耐えうるかの確認をしました．

治療用義歯の調整が終わり，顎間関係に問題がないことを確認後，上下顎前歯部を間接法にて製作したコンポジットレジンパーツにて修復し，治療用義歯の前歯オーバーレイ部を除去，修理しました．アンテリアガイダンスの調和を確認後，上下顎の欠損部に最終義歯を製作，装着しました．

3 抜歯，即時義歯の症例

図21-3は，上顎左側前歯の疼痛を主訴に来院した患者です．デンタルエックス線画像から，歯根破折が疑われたため，上顎左側側切歯，犬歯，第二小臼歯は要抜歯と判断しました．抜歯前に印象採得，咬合採得を行い，上顎右側犬歯，第二小臼歯，左側第一小臼歯を

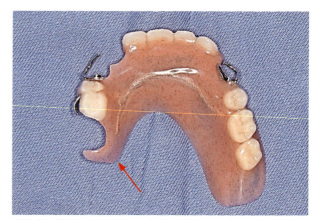

図21-3f 装着した即時義歯．上顎右側第一大臼歯は予後が不安なため，口蓋側はレジンアップとし，抜歯後の増歯・増床が可能となるように設計した（矢印）．

鉤歯とした即時義歯を事前に製作しておきました．上顎左側側切歯，犬歯，第二小臼歯を抜歯後，製作しておいた即時義歯を調整，装着しました．

なお，上顎右側第一大臼歯は予後不安なため，口蓋側はレジンアップとし，抜歯後の増歯・増床が可能となるように設計しました．

本症例のように，抜歯部位が前歯部で多数歯に及び，かつ患者が増歯可能な現義歯を所持していない場合には，審美性の回復と機能の維持のため即時義歯の製作を検討するべきでしょう．

索引
五十音・欧文・数字の順

あ

悪性腫瘍 ・・・・・・・・・・・・・・・・・・・・・・・ 65

アクリルレジン ・・・・・・・・・・・・・・・・・・68,86

アルツハイマー型認知症 ・・・・・・・・・・・・・・ 48

安定 ・・・・・・・・・・・・・・・・・・・・・・・・82,83

い

維持 ・・・・・・・・・・・・・・・・・・・・・・・・・ 82

イレウス（腸閉塞）・・・・・・・・・・・・・・・・・ 75

印象採得 ・・・・・・・・・・・・・・・・・・・・・・・ 54

インフラバルジ型のワイヤークラスプ ・・・・・・・ 59

う

う蝕 ・・・・・・・・・・・・・・・・・・・・・・・・・ 10

え

栄養 ・・・・・・・・・・・・・・・・・・・・・・・・・ 40

嚥下障害 ・・・・・・・・・・・・・・・・・・・・・74,75

円背（猫背）・・・・・・・・・・・・・・・・・・・・ 56

お

オープンバイト ・・・・・・・・・・・・・・・・・・・ 82

オーラルディスキネジア ・・・・・・・・・・・・・51,52

オーラルフレイル ・・・・・・・・・・・・・・・・34,36

お薬手帳 ・・・・・・・・・・・・・・・・・・・・・・・ 67

か

化学的洗浄 ・・・・・・・・・・・・・・・・・・・・15,78

顎骨壊死検討委員会ポジションペーパー2016・・・・・・ 66

可撤性義歯 ・・・・・・・・・・・・・・・・・・・・61,62

鑑別診断 ・・・・・・・・・・・・・・・・・・・・・・・ 86

き

機械的清掃 ・・・・・・・・・・・・・・・・・・・・78,98

義歯 ・・・・・・・・・・・・・・・・・・・・・・・・・ 16

義歯安定剤 ・・・・・・・・・・・・・・・・・・・・72,74

義歯ケア ・・・・・・・・・・・・・・・・・・・・・13,99

義歯修理 ・・・・・・・・・・・・・・・・・・・・・・・ 92

義歯新製 ・・・・・・・・・・・・・・・・・・・・・・・ 92

義歯洗浄剤 ・・・・・・・・・・・・・ 13,15,68,70,71,72,79,99

義歯治療 ・・・・・・・・・・・・・・・・・・・・・・・ 64

義歯粘着剤 ・・・・・・・・・・・・・・・・・・・・・・ 14

義歯ブラシ ・・・・・・・・・・・・・・・・・・・78,79,98,99

義歯用歯磨剤 ・・・・・・・・・・・・・・・・・・・・・ 78

機能的な口腔ケア ・・・・・・・・・・・・・・・・・・ 13

金属アレルギー ・・・・・・・・・・・・・・・・・・・ 86

金属床義歯 ・・・・・・・・・・・・・・・・・・・・・・ 86

く

くも膜下出血 ・・・・・・・・・・・・・・・・・・・・ 49

クラスプ義歯 ・・・・・・・・・・・・・・・・・・・・ 59

け

健康寿命 ・・・・・・・・・・・・・・・・・・・・・・・ 33

健康寿命の延伸 ・・・・・・・・・・・・・・・・・・・ 37

こ

誤飲・誤嚥・・・・・・・・・・・・・・・・・・・・・・88

誤嚥性肺炎・・・・・・・・・・・・・・・12,13,14,98

口腔衛生管理・・・・・・・・・・・・・・・・・・・・98

口腔乾燥・・・・・・・・・・・・・・・・・・・・・100

口腔乾燥感・・・・・・・・・・・・・・・・・・・・・87

口腔機能障害・・・・・・・・・・・・・・・・・・・・36

口腔機能低下症・・・・・・・・・・・・・・・35,36,37

口腔ケア・・・・・・・・・・・・・・・・・・・13,101

口腔疾患・・・・・・・・・・・・・・・・・・・・・・64

口腔湿潤剤(保湿剤)・・・・・・・・・・・・・100,101

口腔周囲筋の運動・・・・・・・・・・・・・・・88,90

口腔体操・・・・・・・・・・・・・・・・・・・・・・89

抗血管内皮増殖因子抗体・・・・・・・・・・・・・・64

咬合高径・・・・・・・・・・・・・・・・・・・・・・56

咬合採得・・・・・・・・・・・・・・・・・・・・・・54

咬合床・・・・・・・・・・・・・・・・・・・・・・・56

咬合面再構成・・・・・・・・・・・・・・・・・・・・82

甲状軟骨・・・・・・・・・・・・・・・・・・・・・・89

口唇閉鎖機能の低下・・・・・・・・・・・・・・・・88

咬耗・・・・・・・・・・・・・・・・・・・・・・・・10

抗RANKLモノクローム抗体・・・・・・・・・・・・64

口輪筋・・・・・・・・・・・・・・・・・・・・・・・88

骨修飾薬・・・・・・・・・・・・・・・・・・・65,66

骨粗鬆症・・・・・・・・・・・・・・・・・・・64,65

根面う蝕・・・・・・・・・・・・・・・・・・・・・・10

さ

座位・・・・・・・・・・・・・・・・・・・・・・・・54

在宅治療・・・・・・・・・・・・・・・・・・・・・・54

酸蝕・・・・・・・・・・・・・・・・・・・・・・・・10

残留メタクリルモノマー・・・・・・・・・・・・・・86

し

支持・・・・・・・・・・・・・・・・・・・・・82,83

歯周病・・・・・・・・・・・・・・・・・・・・・・・10

湿疹様反応・・・・・・・・・・・・・・・・・・・・・86

自立度・・・・・・・・・・・・・・・・・・・・・・・32

周辺症状・・・・・・・・・・・・・・・・・・・・・・48

掌蹠膿疱症・・・・・・・・・・・・・・・・・・・・・86

食事指導・・・・・・・・・・・・・・・・・・・39,44

食事バランスガイド・・・・・・・・・・・・・・・・38

人工歯・・・・・・・・・・・・・・・・・・・・・・・71

診断用義歯・・・・・・・・・・・・・・・・・・・・103

す

錐体外路症状・・・・・・・・・・・・・・・・・・・・51

ステロイド性骨粗鬆症・・・・・・・・・・・・・・・65

スマイルケア食・・・・・・・・・・・・・・・・・・41

せ

生活機能障害度・・・・・・・・・・・・・・・・・・・51

摂食・嚥下訓練・・・・・・・・・・・・・・・・・・89

舌体操・・・・・・・・・・・・・・・・・・・・89,91

舌の可動域訓練・・・・・・・・・・・・・・・・・101

全身疾患・・・・・・・・・・・・・・・・・・・・・・64

全部床義歯・・・・・・・・・・・・・・・・・9,16,80

そ

増歯・増床・・・・・・・・・・・・・・・・・・92,94

た

唾液腺マッサージ・・・・・・・・・・・・・・・・・101

唾液分泌量・・・・・・・・・・・・・・・・・・・・・87

ち

中核症状・・・・・・・・・・・・・・・・・・・・・・・・・・・・・48

超音波洗浄・・・・・・・・・・・・・・・・・・・・・・・・78,79

超音波洗浄器・・・・・・・・・・・・・・・・・・・・・・・・・99

治療用義歯・・・・・・・・・・・・・・・・・・・102,103,106

て

デンチャープラーク・・・・・・・・・・・・・・・・・・78,98

と

動揺歯・・・・・・・・・・・・・・・・・・・・・・・・76,77,98

な

軟性リライン材・・・・・・・・・・・・・・・・・・・・・・・・68

に

日本摂食嚥下リハビリテーション学会の嚥下調整食分類
・・・・・・・・・・・・・・・・・・・・・・・・・・・・・・・・41

認知症・・・・・・・・・・・・・・・・・・・・・・・・・・・・・47

ね

粘着タイプ・・・・・・・・・・・・・・・・・・・・・・・・72,74

粘膜調整材（ティッシュコンディショナー）・・・・68,70,79

の

脳梗塞・・・・・・・・・・・・・・・・・・・・・・・・・・・・・49

脳出血・・・・・・・・・・・・・・・・・・・・・・・・・・・・・49

脳卒中・・・・・・・・・・・・・・・・・・・・・・・・・・・・・49

ノンメタルクラスプデンチャー・・・・・・・・・・・16,59,68

は

パーキンソン病・・・・・・・・・・・・・・・・・・・・・50,52

バ

バイオフィルム・・・・・・・・・・・・・・・・・・・・・・・・98

バイオロジカルコスト・・・・・・・・・・・・・・・・・・・・76

ひ

ビスフォスフォネート製剤・・・・・・・・・・・・・・・64,66

ビスフォスフォネート製剤関連顎骨壊死・・・・・・・・・64

ふ

不顕性誤嚥・・・・・・・・・・・・・・・・・・・・・・・12,52

部分床義歯・・・・・・・・・・・・・・・・・・・・16,29,82

プラーク・・・・・・・・・・・・・・・・・・68,69,70,71,78

プラークコントロール・・・・・・・・・・・・・・・・・・・・10

フラビーガム・・・・・・・・・・・・・・・・・・・・・・83,84

フレイル・・・・・・・・・・・・・・・・・・・・・・・・・32,34

ほ

ホームリライナー・・・・・・・・・・・・・・・・・・・・・・15

ホーン-ヤールの重症度分類・・・・・・・・・・・・・・・・51

ボタンプル法・・・・・・・・・・・・・・・・・・・・・・・・・88

ま

摩耗・・・・・・・・・・・・・・・・・・・・・・・・・・・・・・10

み

味覚障害・・・・・・・・・・・・・・・・・・・・・・・・・・・86

密着タイプ・・・・・・・・・・・・・・・・・・・・・・・・72,75

む

無歯顎者・・・・・・・・・・・・・・・・・・・・・・・・・・8,13

無歯顎者率・・・・・・・・・・・・・・・・・・・・・・・・・・8

や

薬剤関連顎骨壊死 ・・・・・・・・・・・・・・・・・・・・・・・・64,65

やわらか食 ・・・・・・・・・・・・・・・・・・・・・・・・・・・・43,44

ゆ

有歯顎者 ・・・・・・・・・・・・・・・・・・・・・・・・・・・・・・・ 13

ユニバーサルデザインフード ・・・・・・・・・・・・・・・ 41

よ

要介護高齢者 ・・・・・・・・・・・・ 10,39,47,56,98,99

翼突下顎縫線 ・・・・・・・・・・・・・・・・・・・・・・・・・・・ 56

り

リクライニング位 ・・・・・・・・・・・・・・・・・・・・・・・・ 54

両側性平衡咬合 ・・・・・・・・・・・・・・・・・・・・・・・82,85

れ

レトロモラーパッド ・・・・・・・・・・・・・・・・・・・・56,80

レビー小体型認知症 ・・・・・・・・・・・・・・・・・・・・・ 48

ろ

老人性肺炎 ・・・・・・・・・・・・・・・・・・・・・・・・・・・・・ 12

欧文

A

ADL（Activities of Daily Living） ・・・・・・・・・・・・・ 10,47,98

B

BPSD（Behavioral and Psychological Symptoms of Dementia） ・・・・・・・・・・・・・・・・・・・・・・・・・ 48

BRONJ（Bisphosphonate related osteonecrosis of the jaw） ・・・・・・・・・・・・・・・・・・・・・・・・・・・・ 64

M

MMS（Mini Mental State） ・・・・・・・・・・・・・・・・・・・ 13

MRONJ（Medication-related osteonecrosis of the jaw） ・・・・・・・・・・・・・・・・・・・・・・・・・・・・・・・・64,65

R

RSST（Repetitive Saliva Swallowing Test） ・・・・・・・・・ 89

T

Tooth Wear ・・・・・・・・・・・・・・・・・・・・・・・ 10,102,105

I

IARPD（Implant Assisted Removal Partial Denture）・・ 60

IOD（Implant Over Denture） ・・・・・・・・・・・・・・・・・ 61

数字

8020運動 ・・・・・・・・・・・・・・・・・・・・・・・・・・・・・・・ 8